女生要好好的

用一张图,学会美丽健康秘诀

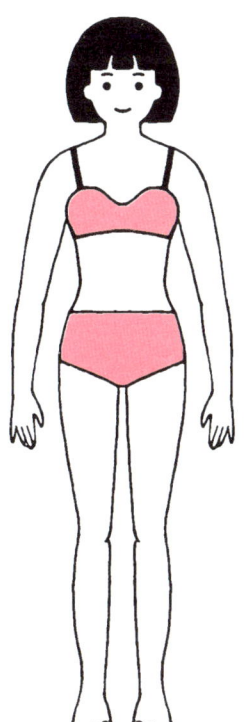

医学博士
小池统合医疗诊所院长
[日]小池弘人 监修
李静宜 翻译

科学技术文献出版社

·北京·

图书在版编目(CIP)数据

女生要好好的：用一张图，学会美丽健康秘诀 / (日) 小池弘人监修；李静宜翻译 . — 北京：科学技术文献出版社，2022.10
ISBN 978-7-5189-9443-4

I.①女… II.①小… ②李… III.①女性－保健－基本知识 IV.① R173

中国版本图书馆 CIP 数据核字 (2022) 第 136867 号

著作权合同登记 图字：01-2022-3737 号

OTONA JOSHI NO FUCHO WO NAKUSU KARADA NI IIKOTO TAIZEN supervised by Hiroto Koike
Copyright © Sanctuarybooks 2015
All rights reserved.
First published in Japan by Sanctuary Publishing Inc., Tokyo.
This Simplified Chinese edition is published by arrangement with Sanctuary Publishing Inc., Tokyo in care of Tuttle-Mori Agency, Inc., Tokyo through Pace Agency Ltd., Jiangsu Province.
本作品之译稿由台湾大田出版有限公司授权使用。

女生要好好的：用一张图，学会美丽健康秘诀

策划编辑：王黛君　责任编辑：王黛君　宋嘉婧　责任校对：张永霞　责任出版：张志平

出 版 者	科学技术文献出版社
地　　址	北京市复兴路 15 号　邮编 100038
编 务 部	（010）58882938，58882087（传真）
发 行 部	（010）58882868，58882870（传真）
邮 购 部	（010）58882873
官方网址	www.stdp.com.cn
发 行 者	科学技术文献出版社发行　全国各地新华书店经销
印 刷 者	艺堂印刷（天津）有限公司
版　　次	2022 年 10 月第 1 版　2022 年 10 月第 1 次印刷
开　　本	880×1230　1/32
字　　数	247 千
印　　张	7.25
书　　号	ISBN 978-7-5189-9443-4
定　　价	59.90 元

版权所有　违法必究

购买本社图书，凡字迹不清、缺页、倒页、脱页者，本社发行部负责调换

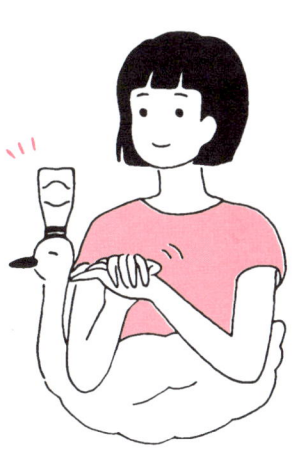

虽然没到必须要休息的程度，但就是觉得身体不舒服，而且不知道为什么总是感到很疲倦。

头痛、痛经时，总是吃止痛药压下来。

肩膀和脖子也总是硬邦邦的……说起来，其实是全身都很僵硬。

皮肤也容易干燥，而且只要有擦伤，伤口就很难愈合。

每天的疲劳都无法完全消除，因此变得容易紧张。

女生每天都过得好辛苦。

唉，这也没办法。

——不过，请不要放弃。

人体是由大约40万亿～60万亿个细胞所组成，它们每天都在更新。

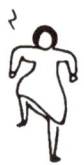
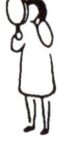

所以，只要好好照顾自己，就能拥有健康的身体和再生的能力。

方法很简单——让身体温暖起来，注意饮食均衡，活动身体，保持心情愉悦。

只要持之以恒地实践，身体自然会恢复它原有的能力。

请好好爱惜自己的身体，就像是爱自己珍视的人一样。

打造"现在的身体"或"未来的身体"，都是唯有你才能做到的事。

自己的身体请自己照顾。

你一定能活出更好的自己。

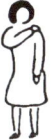
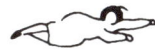
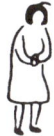

「我想变得健康」,
「希望尽量不要吃药」,
「体力太差,让我很烦恼」……
在担忧自己身体的各种状况前,
让我们先整理出所谓健康身体该有的状态。
如此,才能看出自己缺少什么、需要什么。

序章

什么事对身体有益?

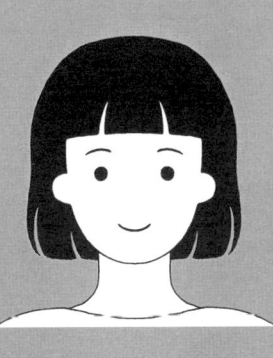

什么是对身体有益的事？

要消除身体不适前应该知道的事

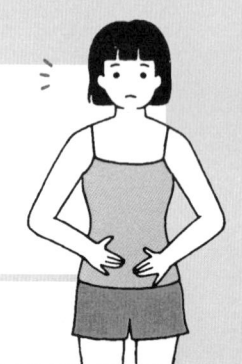

"吃香蕉就会瘦""吃洋葱能变得健康""只要一天做三十次伸展运动，就能改善肩膀僵硬的问题"——你是不是常常受到这些健康信息影响？电视和网络上都充斥着这些浅显易懂的信息，标榜"这么做就能有益健康"。但只要吃洋葱就一定能变健康吗？哪有这么简单的事。那么，你会怀疑这些信息的真实性吗？

话说回来，健康指的是什么样的状态？是体检报告上的各项数字都正常吗？

很多人就算体检结果显示没有问题，也依旧会说自己身体不太舒服。然而，也有人就算体检报告中的数字不佳，也完全没有生病而且还很长寿。

事实上，所谓健康的状态是没有正确答案的。

只能说，在健康的状态下，全身细胞都能良好地运作，这是健康最基本的定义。即身体通过血液将所需的氧气和养分送至全身，并回收"老废物质"，再排出体外，让其保持良好的体内循环。

简而言之，让血液良好地循环、保持气血畅通很重要。

一旦体内循环不佳，身体会变冷，代谢会变差，免疫力也会下降，自律神经失调，从而造成肩膀僵硬、头痛、便秘、疲倦、生理期不规律等问题，也可能会导致严重的疾病。

要怎么做才能避免这种状况呢？头痛吃止痛药，便秘吃泻药，虽然靠药物短时间内可缓解症状，但无法治本。唯有让血流顺畅、调整体内循环，才能变成治愈自己的力量，即必须提升身体的自愈力。

只要有一个环节
出问题，
身体就会失调。

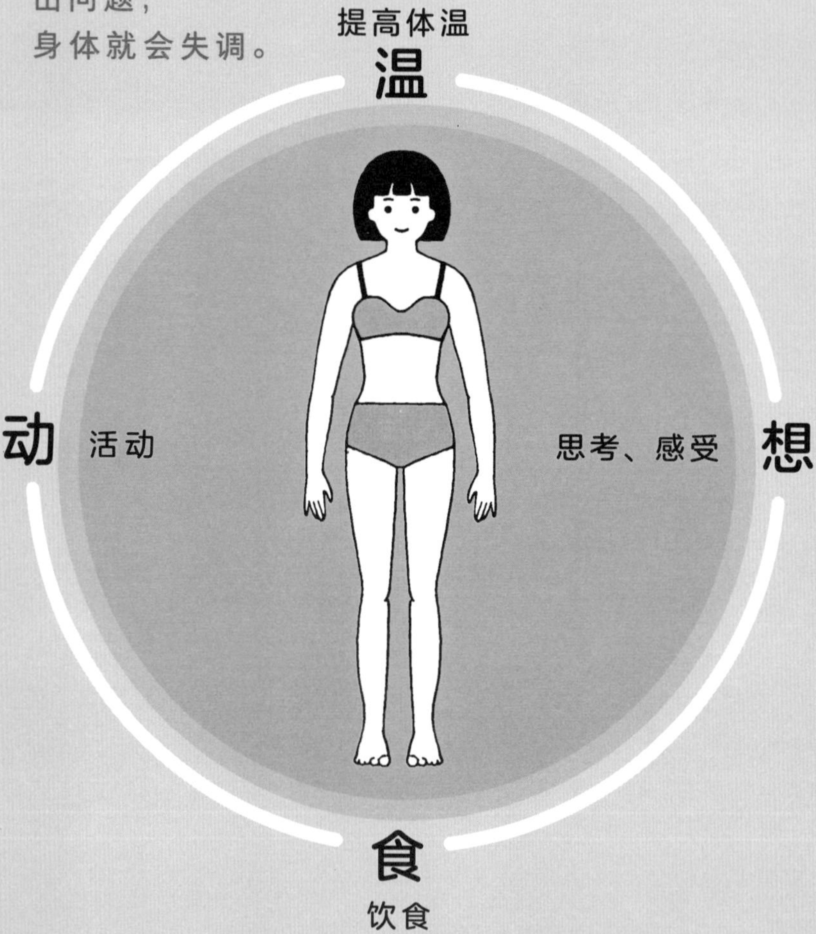

提高体温
温

动 活动

思考、感受 **想**

食
饮食

提高身体自愈力有四个重点。

① 提高体温——温
② 均衡的饮食——食
③ 通过运动让气血畅通——动
④ 让自己保持心情舒畅——想

换句话说，只要避免体寒、饮食失衡、缺乏运动、思考偏颇，就能拥有健康。

接下来，我们来仔细了解"温、食、动、想"这四点。

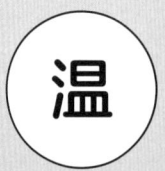

消除身体不适的秘诀 ❶
提高体温

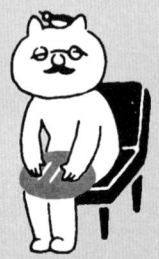

理想的体温是 36.5 ℃左右，这是促进新陈代谢，让免疫系统和自律神经顺利运作的温度。你平时的体温是多少度？如果只有 35 ℃左右，就是体寒的危险信号。你会有身体不适的烦恼。

"体寒"没有精确的定义，本书将其视为体内循环不够畅通，或是只有某些部分畅通的状态。四肢末梢血液循环不佳，大多是由于血液只在某些固定的血管流通，其他部位的血流量较少。因此，要让血液流遍全身。为达到这个目的，就必须让身体保持温暖。

由于女性的肌肉比男性少，所以很多女性都有体寒的问题。

不过，虽然大多数女性都如此，但请不要忽视这个问题。体寒表示血液循环不佳，也是体内失衡的征兆。中医认为"体寒是万病之源"，所以也可以说，大多数女性会有身体不适的症状。如痛经、经前症候群、头痛、皮肤问题、心浮气躁、情绪低落等。而所有的不适症状，只要让身体温暖起来就能改善。

人一旦死亡，身体就会变冷。反过来说，让身体温暖，就是在延续生命，即拥有了健康。

本书将介绍让身体温暖的各种方法，具体来说，包含"从体内变温暖的方法"，例如，按摩小腿可以改善血液循环、摄取能温热身体的食物等。另外，还有"从体外变温暖的方法"，例如，泡澡及使用热水袋等物理方法。尤其第2章收录了温暖身体的多种秘诀，请选择自己可以做到的方法来实践。

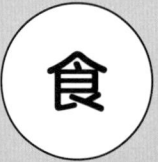

消除身体不适的秘诀 ②
均衡的饮食

理想的均衡饮食搭配，要包含下列三种营养素：肉类、鱼类、蛋、豆类等蛋白质，植物性与动物性油脂等脂肪，以及米饭、面食等碳水化合物。

但是，现代人的饮食完全偏重碳水化合物。如果你以为"我不吃甜食，所以没有这个问题"，那就大错特错了。恰恰是没有太多甜味的米类、面类食物中都含有大量的碳水化合物。即便是外卖一般也会选择意大利面、比萨等碳水化合物含量高的食物。由此可以看出，我们的饮食习惯在不知不觉中偏向了碳水化合物。这一点，请务必察觉。

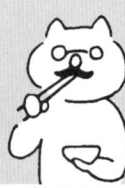

就算血糖值没有问题的人，摄取过多的碳水化合物也会导致身体不适，例如，精神萎靡、容易疲倦、缺乏注意力、烦躁等。这都是由于摄取了过多的碳水化合物，使胰岛素过度分泌，造成机能性低血糖症、身体缺乏维生素 B 族，甚至营养不均衡。

不过，如果说让大家减少主食的摄取量，一定会有人不同意："日本人的主食本来就是米。"但从整个历史来看，日本人以白米为主食的时间其实并不长。再者，过去砂糖是奢侈品，由于战后砂糖价格低廉，糖尿病患者才随之增多。

当然，碳水化合物是身体获得能量来源的优质营养素，而甜食也能慰藉疲倦的身心。因此，不是让大家完全不吃碳水化合物，而是减少摄取过多的部分并以其他营养素补足。除了蛋白质外，也要摄取维生素、矿物质等，以达到营养均衡。营养素摄取不够，也可以通过营养补充品来补足。

本书第 3 章将介绍均衡饮食的秘诀。首先，请减少主食的摄取量，以其他食物或营养补充品替代，养成适合自己的饮食习惯。

动

消除身体不适的秘诀 ❸
通过运动让气血畅通

  运动之所以有益身体健康，在于活动身体，能让肌肉运作、促进血液循环。相反，如果缺乏运动，会因为血流阻滞而造成体寒。

  如果只是活动身体的某些部位，并无法改善身体的不适症状。事实上，==反复做同样的运动，也会成为身体不适与疼痛的原因。==

  一直反复做同样的动作，血液就只会流向身体的某一个部位。虽然这个特定部位的血液循环的确能变好，但却无法改善其他部位的血流状况，所以还是无法改善血流阻滞的问题。如同在"温""食"两点的说明中提到的，不能只活动某一个部位，也不能只吃某一种食物，这样并不会变得健康。同理可证，运动也是如此。只运动特定部位，是不能改善全身的血液循环的。所以，要尝试各种动作，多做与平常不一样的活动。

例如徒步，可以试着走凹凸不平的山路，而非平坦的路。走山路的同时，我们身体的肌肉会根据地面的起伏调节自身来保持平衡。上班时，也可以提前一站下车再走着去公司。或者，如果昨天做的是上半身的伸展运动，那么今天就做下半身的伸展运动，不要总是重复同一个动作，而是多尝试其他动作，这样就能活动到整个身体，从而让血液流向身体的各个部位，还能借此察觉到自己之前没有意识到的使用身体的方式、习惯及偏差。

本书第 4 章会介绍有益身体的各种活动方式，每一种都能即知即行。请在平时的生活和工作的间歇，多做做身体运动吧。

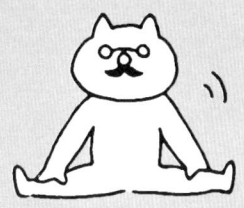

想

消除身体不适的秘诀 ❹
让自己保持心情舒畅

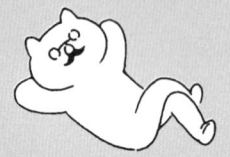

　　注意保暖、均衡的饮食、多做运动，前面所介绍的"温、食、动"这三点，每一点都很重要。

　　而这三点的基础为"想"，也就是思考及用心感受。说"想"是人类生存的原动力也不为过。无论多么健康的身体，如果总是累积过多的压力，或是对某些事物太过执着，那么身体迟早会出现问题。事实上，情绪烦躁或是吵架，会让交感神经更亢奋，刺激肾上腺素分泌，使血液容易凝固、循环变差，身体易出现不适。所以，不仅要注意身体，也要留意自己的心，让自己保持心情愉悦。

　　比方说，夫妻、情侣、亲子间总是因为相同的原因争吵，工作或人际关系上的烦恼也总是一再重复，这种情况下所累积的烦躁和压力，也是造成心情郁结的原因之一。

为了避免这种情况发生，首先要察觉到自己固有的思维模式，再勇敢地打破循环。只要意识到"再这样下去，就会演变成吵架"，就先行离开现场。如果觉得去了某个场合一定会发生不好的事情，就拒绝邀约。也就是说，要学会将自己从负面情境中抽离出来。

另外，一旦有了先入为主的想法，就会得到同样的结论。所以，请不要轻易下结论，偶尔也试着用不同的方式去思考。因为，我们的思考通常会导致认知偏误。

第5章会介绍如何修正思考偏误，让心灵畅通的各种秘诀，请一定要试试看。

只是在心里期待自己变得健康，那将不会得到任何改变，你要不要试着从做得到的事情开始着手？从喜欢的方法开始施行，实践后，请倾听身体与心灵的喜悦，或许你会觉得世界都变得不一样了。更重要的是，也许你会遇见崭新的自我。

本书使用方法

为了就算身体微恙,每天依旧努力生活的女性,本书整理出 106 个健康秘诀。请在日常生活中实践你感兴趣的秘诀,培养出健康美丽的身心。

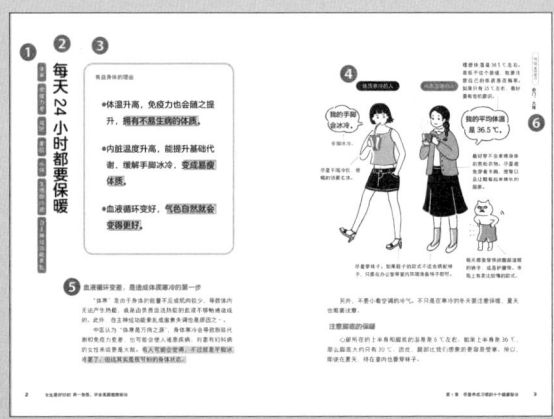

❶ 对症索引
了解该健康方法对哪些不适症状有效。请参考书末对症索引(P.200)。

❷ 健康方法
简单且能立刻实践的健康方法。请根据自己的不适症状和身体状态,从感兴趣的方法开始做起。

❸ 有益身体的理由
了解该项健康方法能带来什么效果。

❹ 插图解说
为了让读者马上就能照着做,附上插图作更详尽的解说,并作补充说明。

❺ 正文
详细介绍该项健康方法为什么有益身体,以及相关信息。

❻ 穴位小笔记
介绍与不适症状对应的穴位。请参考书末的穴位对应图。

★ 本书共五章。第 1 章"尽量养成习惯的十个健康秘诀",严选出每天应该在生活中落实的十个习惯,并加以介绍。其他章节则分为"温、食、动、想"四大类,读者可以从有兴趣的类别开始阅读。例如,对手脚冰冷感到烦恼的人可以先阅读第 2 章"让身体温暖的健康秘诀";关心怎么吃才健康的人,可以先阅读第 3 章"均衡饮食的健康秘诀"。

★ 本书虽然介绍了很多有益身体的方法,但不一定要全部做到。毕竟其中可能有不适合个人状态,或者做了之后感觉不到效果的方法。健康没有正确答案,请从这些方法中选择你喜欢的、适合你身体的加以施行。此外,如同序章中所提到的,不要只单做某一类方法,而是平均搭配"温、食、动、想"的各类方法最佳。

目录

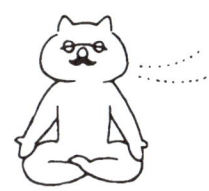

第 1 章

尽量养成习惯的十个健康秘诀

- 每天 24 小时都要保暖 2
- 泡 15 分钟 38 ~ 40 ℃的半身浴 4
- 不使用沐浴乳 6
- 减少米饭、面食等主食的摄取量 8
- 摄取含复合维生素和矿物质的营养品 10
- 按摩小腿 12
- 每天抽出一段时间远离电子产品 14
- 跟其他人一起享受用餐时光 16
- 有意识地呼吸 18
- 睡眠质量比睡眠时长重要 20

第 2 章

温 让身体温暖的健康秘诀

- 要意识到自己的体寒问题 24
- 慢慢地喝温开水 26
- 穿五指袜 28
- 穿棉质或丝质的内衣裤 30
- 觉得冷，可以刺激命门、肾俞、太溪等穴位 32
- 以温灸的方式刺激穴位 34
- 温暖大块肌肉和较粗的血管 36
- 善用热毛巾 38
- 利用热水袋 39
- 做足浴和手浴 40
- 泡澡时可使用碳酸入浴剂 42
- 感冒就喝葛根汤，再泡澡发汗 44
- 多吃生姜 46
- 避免吃性质寒凉的食物 48

第 3 章

食 均衡饮食的健康秘诀

- 女性可服用当归芍药散、桂枝茯苓丸和加味逍遥散 52

- 每 2 ~ 3 小时就要补充维生素 C 54
- 补铁，要选择易吸收的血红素铁 56
- 心浮气躁、眼皮直跳时，要补充钙质 58
- 保养肌肤，要摄取维生素 C、维生素 E 和辅酶 Q10 60
- 便秘和腹泻就靠益生菌 62
- 服用维生素 B 族和鸟氨酸可避免宿醉和抑郁 64
- 辅酶 Q10 可改善心悸 65
- 初次尝试顺势疗法，可从乌头开始 66
- 恐慌发作时，可使用花精疗法中的急救花精 68
- "一物全体"的饮食方式 70
- 吃"地产地销"的食物 71
- 食用豆腐、纳豆等大豆制品 72
- 摄取黑色食物 74
- 多吃肉 76
- 避免购买已切好的蔬菜 78
- 不要吃太多水果 79
- 零食要选择坚果类 80
- 根菜类和海藻，有助于消除便秘 82
- 喝滑子菇或金针菇煮的味噌汤 83
- 头痛时，不吃巧克力、奶酪、不喝红酒 84
- 皮肤松弛是由于缺乏蛋白质 86
- 关节疼痛时，要避免吃茄科蔬菜 87
- 使用初榨橄榄油 88

- 使用 ω-3 家族的亚麻籽油和荏胡麻油 89
- 用动物奶油取代人造奶油 90
- 生理期谢绝巧克力、奶酪、咖啡 92
- 刚尝试喝花草茶的人，可从洋甘菊茶和薄荷茶开始 93
- 饮用水尽量选择矿泉水 94
- 记录自己吃的食物 96
- 吃一口食物要嚼三十下 98
- 用餐的顺序应该是：蔬菜→其他配菜→主食 100
- 试着在内心实况转播用餐过程 102
- 经常打嗝或放屁，就要避免吃太快，或是边吃边说 104
- 眼睛疲劳可吃蓝莓 105
- 没有食欲就不要勉强进食 106
- 尝试短期断食 108

第 4 章

动 改善气血不通的健康秘诀

- 早上晒一晒太阳 112
- 每天早上照镜子确认舌头的状态 114
- 早上起床后漱口 116
- 每天早上量体温 118
- 触摸身体，感觉身体 120

- 写健康日记 122
- 找到喜欢的香味，让它成为自己的伙伴 124
- 一天做一次拜日式瑜伽 126
- 伸展侧腹 128
- 伸展大腿前侧 129
- 在手腕绑上绳子活动一下 130
- 每小时闭目休息一次 132
- 肩膀放松，不要用力 133
- 布置一个使用电脑的舒适环境 134
- 将生理期视为最适合排毒和休息的时间 136
- 试着使用布质卫生巾 137
- 痛经就靠温暖身体、按压穴位及中药来克服 138
- 从经血就能看出生理状态 140
- 转动脚踝，按摩一下 142
- 肩膀僵硬可按压肩井、后溪、合谷等穴位 144
- 一天消除一次腰部疲劳 146
- 每小时伸一次懒腰，并温暖腰部 148
- 便秘或胀气，就做压腿排气式瑜伽 149
- 脸部水肿就按压太阳、四白、颧髎等穴位 150
- 试着偶尔暴饮暴食 152
- 放松眼睛周围的肌肉 153
- 皮肤保湿就用凡士林 154
- 预防黑斑，就靠帽子、太阳伞、墨镜和维生素 C 156

- 失眠时，可以试着凝视一个点 157
- 选择让身体躺着时也能保持站姿的枕头 158
- 一天冥想 3 分钟 160

第 5 章

想 **保持心情舒畅的健康秘诀**

- 有时候不要多想，先做再说 164
- 不行的话就放弃 166
- 不要想着"不做不行"，而是"来做做看吧！" 168
- 无精打采时，就先笑笑 169
- 痛快哭一场 170
- 放声大喊或投掷东西，胡闹一下 171
- 不要将坏情绪憋在心里，试着找人倾诉 172
- 将烦恼和压力的来源写在纸上，然后撕碎 173
- 不要相信立即见效的"健康方法" 174
- 给自己奖励 176
- 别让行为一成不变 178
- 接触大自然 180
- 种植物，或是养宠物 182
- 放假时，保留一段时间什么都不做 184

附录

- 穴位对应图 ……………………………………………………… **186**
- 严选中药药方一览表 …………………………………………… **192**
- 严选芳香疗法常使用的精油 …………………………………… **193**
- 严选顺势疗法一览表 …………………………………………… **196**
- 全 38 种花精一览表 …………………………………………… **198**

对症索引 …………………………………………………………… **200**

说明
- 本书介绍的方法不一定对所有人都有效。效果也因人而异。
- 孕妇、疑似怀孕者、高龄者、有特定疾病者、正在接受治疗的人等,请先咨询医师。
- 尝试任何一个健康方法后,若觉得不太适合自己、身体不适等感觉身体有异时,请立刻停止。

『迈向健康到底要从什么事开始做起?』
本章为对此感到疑惑的你,精选出十个健康秘诀。
请先从其中找出感兴趣的秘诀,持续执行。

第1章 尽量养成习惯的十个健康秘诀

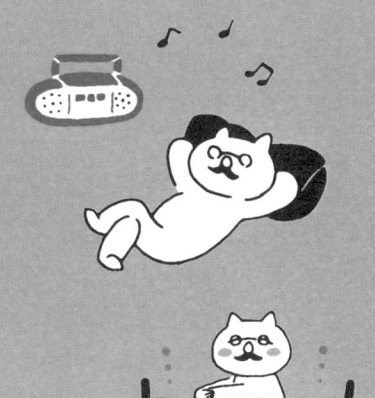

每天 24 小时都要保暖

体寒 | 免疫力差 | 减肥 | 美肌 | 水肿 | 生理期问题 | 自主神经功能紊乱

有益身体的理由

- 体温升高，免疫力也会随之提升，拥有不易生病的体质。

- 内脏温度升高，能提升基础代谢，缓解手脚冰冷，变成易瘦体质。

- 血液循环变好，气色自然就会变得更好。

血液循环变差，是造成体质寒冷的第一步

"体寒"是由于身体的能量不足或肌肉较少，导致体内无法产生热能，或是由负责运送热能的血液不够畅通造成的。此外，自主神经功能紊乱或激素失调也是原因之一。

中医认为"体寒是万病之源"，身体寒冷会导致新陈代谢和免疫力变差，也可能会使人罹患疾病。对患有妇科病的女性来说更是大敌。有人可能会觉得，不过就是手脚冰冷罢了，但这其实是很可怕的身体状态。

体质寒冷的人

我的手脚会冰冷。

手脚冰冷。

尽量不喝冷饮，想喝的话要去冰。

体质温暖的人

我的平均体温是 36.5 ℃。

理想体温是 36.5 ℃左右。若低于这个数值，就要注意自己的体质是否偏寒。如果只有 35 ℃左右，最好要有危机意识。

最好穿不会束缚身体的宽松衣物。尽量避免穿着丰胸、提臀以及让腿看起来细长的服装。

尽量穿袜子。如果鞋子的款式不适合搭配袜子，只要在办公室等室内环境准备袜子即可。

每天都要穿保持腹部温暖的裤子，或是护腰带。市面上有卖比较薄的款式。

穴位MEMO 命门、大椎

另外，不要小看空调的冷气。不只是在寒冷的冬天要注意保暖，夏天也需要注意。

注意脚底的保暖

心脏所在的上半身和脚底的温差是 6 ℃左右。如果上半身是 36 ℃，那么脚底大约只有 30 ℃。因此，腿部比我们想象的更容易受寒。所以，即使在夏天，待在室内也要穿袜子。

第 1 章　尽量养成习惯的十个健康秘诀

泡15分钟38～40℃的半身浴

标签： 体寒 | 排毒 | 水肿 | 减肥 | 放松 | 慢性疲劳 | 失眠 | 美肌

有益身体的理由

- 流汗有助于血液畅通，==排出多余的水分和毒素。==

- 充分温暖身体，能使副交感神经的作用增强，==让身心放松，有助于睡眠。==

泡半身浴的效果和做皮肤保养一样

比起泡全身浴，用温水泡半身浴效果更好，由于半身浴不会对心脏造成负担，所以相对能泡较长时间。另外，泡热水会强化交感神经的运作，使放松效果大打折扣。如果长时间泡在38～40℃的温水中，温热的血液才能流遍全身，让身体温暖起来。

另外，==长时间泡半身浴，能让毛孔打开，将多余的脂肪和老废物质连同汗水一起排出体外，内脏和皮肤都会因此变好。==

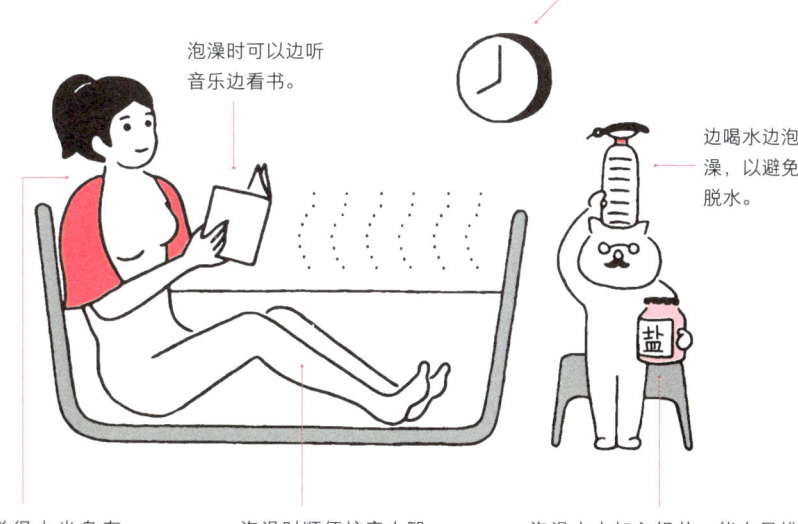

为了让身体慢慢排汗，泡半身浴的时间至少 15 分钟。不过时间不够时，也不用勉强自己。

泡澡时可以边听音乐边看书。

边喝水边泡澡，以避免脱水。

觉得上半身有点冷，可在肩膀上披条毛巾。

泡澡时顺便按摩小腿（P.13），可以更快地消除水肿。

泡澡水中加入粗盐，能大量排汗。滴入 3 ~ 5 滴芳香疗法所用的精油，会让身体更放松。

穴位 MEMO

大椎、外关、风池

如果想进一步提升效果的话

如果希望泡半身浴的效果能更加明显，可以盖上浴缸盖，只露出脸，以此增加排汗量。这样会有蒸桑拿的感觉。

在泡澡水中加入一把粗盐，不仅能促进排汗，还可以保持水温。

不使用沐浴乳

干性皮肤 / 敏感性皮肤 / 皮肤粗糙

有益身体的理由

- 沐浴乳和香皂，会带走皮肤所需的皮脂。事实上，只用温水就能洗去很多污垢。

- 轻抚皮肤，就不会破坏它本身具有的保护功能。如此便能防止干燥，皮肤也会变得更好。

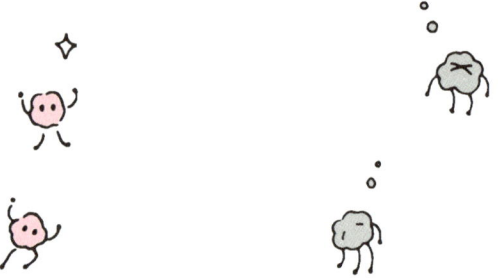

过度清洗，会导致皮肤变差

在皮肤的表面有一层由好菌（益生菌）所形成的酸性保护膜，它能很好地保护皮肤。但若是使用沐浴乳并用力揉搓，会导致好菌流失。如此一来，皮肤的防御功能变差，就会变得干燥粗糙。

皮肤上的污垢，就算洗澡时没有刻意清洗也没关系。

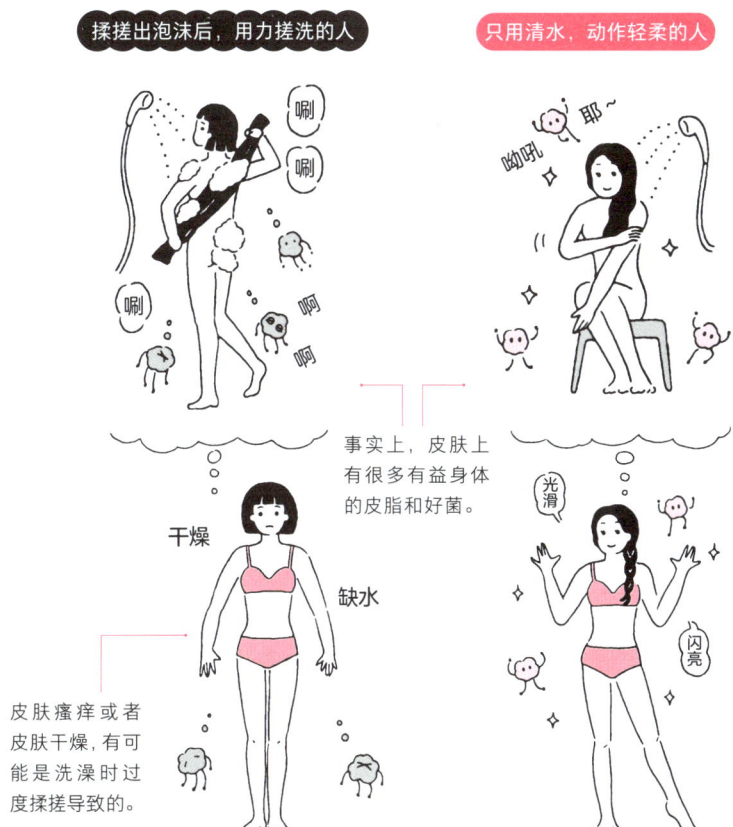

因为在泡澡时只要轻抚皮肤,就能洗去大部分的污垢。

所以,洗澡时最好是盆浴而非淋浴。

使用沐浴乳要揉搓出泡沫

虽然用清水洗澡就可以,但在容易流汗的季节,还是很想使用沐浴乳。尤其是想好好清洁耳后、颈后、腋下及私密处。

这时候可以使用沐浴乳,但要充分将其搓揉出丰富且如棉花般细腻的泡沫,再用泡沫轻柔地清洗身体。使用起泡网就能简单轻松地将泡沫揉搓出来。

减少米饭、面食等主食的摄取量

限制碳水化合物　减肥　慢性疲劳　注意力不集中　排毒　心浮气躁

有益身体的理由

- 少吃一点主食，就能减少碳水化合物的摄取量，抑制胰岛素的分泌，让沉重倦怠的身体变得轻盈。

- 血糖值稳定，饭后就不会昏昏欲睡。吃完午餐就犯困的人，或许是因为摄取了过多的碳水化合物。

- 体内的碳水化合物含量变少，更有助于燃烧体内脂肪，可以试着用适量的方糖来考虑饮食搭配。

碳水化合物其实是造成倦怠和困意的原因

不是只有甜食才含有碳水化合物，像米饭、面食等主食也有。

一些主食的碳水化合物含量

※1颗方糖以4克计

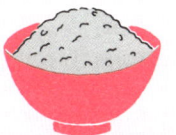

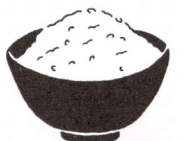

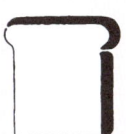

【白米】
1碗　　　　150克
碳水化合物　55.1克
方糖　　　　约14颗

【糙米】
1碗　　　　150克
碳水化合物　53.9克
方糖　　　　约13颗

【面包】
1片　　　　60克
碳水化合物　26.6克
方糖　　　　约7颗

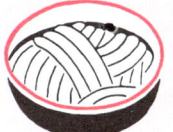

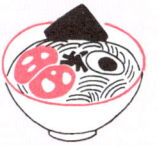

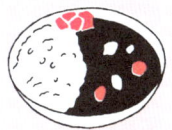

【清汤乌冬面】
面条　　　　250克
碳水化合物　58.5克
方糖　　　　约15颗

【酱油拉面】
面条　　　　230克
碳水化合物　69.7克
方糖　　　　约17颗

【咖喱饭】
白饭　　　　230克
碳水化合物　108克
方糖　　　　约27颗

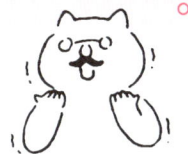

　　喝咖啡或红茶时如果要加方糖,顶多也就2颗吧。吃一份主食几乎等于吃下10颗方糖,这件事或许令人难以置信,但大多数主食的碳水化合物含量就是这么高。

　　身体为了将我们所摄取的碳水化合物(血糖)以能量的形式储存,胰脏会分泌胰岛素。但是,身体若摄取过多碳水化合物,就会对胰脏造成负担,使胰岛素过度分泌,导致血糖值快速下降,这也是犯困或疲倦的原因之一。

　　常有人说:"疲倦时就想吃甜食。"没错,吃完甜食,血糖值会暂时上升,提振精神,但勉强提升血糖值,只会让血糖值降得更低,引发机能性低血糖症。血糖值降低后,又会让人陷入更想摄取碳水化合物、情绪烦躁的恶性循环。

　　减少碳水化合物的摄取量,身体就会为了燃烧脂肪而产生热量,也就有了减肥的效果。所以,比起食物的热量,更应该注意碳水化合物的含量。

第1章　尽量养成习惯的十个健康秘诀

摄取含复合维生素和矿物质的营养品

- 慢性疲劳
- 皮肤粗糙
- 心浮气躁
- 骨质疏松症

有益身体的理由

- 浑身无力、皮肤粗糙、疲惫等不适症状也可能是<mark>因为身体缺乏维生素</mark>。

- <mark>血量不足、骨头和牙齿变得脆弱、心浮气躁</mark>，是<mark>身体缺乏矿物质</mark>的征兆。

- 维生素和矿物质都无法在体内生成，因此<mark>要有意识地摄取食物和营养品</mark>。

维生素和矿物质是非常重要的营养素

现代人都有维生素和矿物质长期摄入不足的问题。这是由于饮食习惯变得西方化，再者，所吃的蔬菜也不一定

[一开始] 摄取营养品的方式

没吃过营养品的人,可从"复合维生素和矿物质"开始

主要是服用复合维生素和矿物质,如果想改善皮肤斑点就加上维生素C,想提高抗氧化作用就加上辅酶Q10,有味觉障碍的就加上锌……以此类推。

配水服用

原则上,可配一杯温开水服用。水能刺激胃,将养分迅速送至肠道。不可以配茶或咖啡,以免妨碍营养素吸收。

饭后30分钟内吃

让身体同时吸收食物和营养品,才能有更好的效果。空腹吃,可能会给胃带来负担。

先试一个月

很多营养品不会立即见效,可以先吃一个月看看。如果连续吃两三个月都没什么感觉,就改吃其他的营养品。

怀孕、正接受治疗和服药的人要先咨询医生

有些营养品可能会影响这些人的身体状态,另外,也可能与正在服用的药物相克。

保存于阴凉处

保存时,要密封好再放于阴凉处。由于是吃进体内的东西,要尽量避免放在高温潮湿、阳光直射的地方。

儿童该怎么吃,应询问医生

儿童吃成人的营养品,可能会摄取过量。不要随意服用,请先咨询医生。

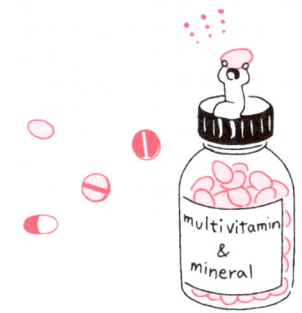

是当季的。据说,当季蔬菜所含的营养素比起非当季蔬菜高了2~3倍,所以要有意识地食用当季蔬菜。

维生素是身体活动所需的重要营养素,担负着将脂肪、碳水化合物、蛋白质转化为能量的任务。

矿物质指的是铁、钙、锌、铜等,能调节身体状态。比方说,缺铁会导致贫血,缺钙则会导致骨质疏松。

不过,维生素和矿物质无法在体内生成,必须通过食物或营养品来摄取。

"复合维生素和矿物质"是最基本的营养品,也有基础营养品之称,请一定要定期服用。

按摩小腿

体寒　水肿　排毒　美肌　免疫力差

有益身体的理由

- 小腿有"第二个心脏"之称，是将血液送回心脏的重要帮手。按摩小腿，血液就能流遍全身。

- 能排出老废物质和多余的水分，消除水肿，皮肤状态也会变好。

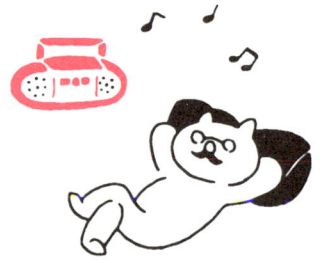

按摩小腿的方法

① 从小腿外侧往上提拉

单手握住左脚踝。扣住小腿外侧的四根手指使劲往上提拉到膝盖的位置。

② 从小腿内侧往上提拉

和步骤①一样，单手握住左脚踝，这次换成扣住小腿内侧的拇指使劲往上提拉到膝盖的位置。

③ 从小腿正面往上提拉

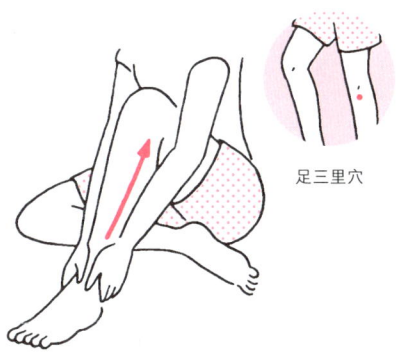

足三里穴

两手握住左脚踝，扣住小腿正面的两手拇指使劲往上提拉到足三里穴的位置，并按压几次。

④ 从小腿背面往上提拉

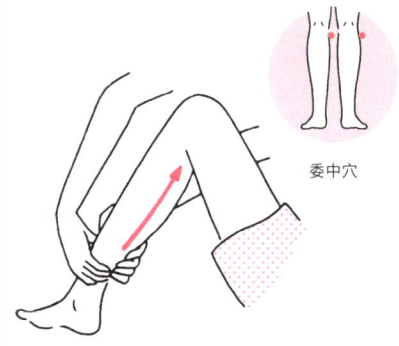

委中穴

和步骤③一样，两手握住左脚踝，这次换成扣住小腿背面的双手的四根手指头用力，往上提拉到委中穴的位置，并按压几次。

右脚也重复相同步骤。双脚各做三次。

每天抽出一段时间远离电子产品

心浮气躁　注意力不集中　焦躁慌乱

有益身体的理由

- 没收到别人回复的信息，也<mark>不会心浮气躁、坐立难安</mark>。

- 远离电子产品，<mark>能集中注意力在其他事物上</mark>。

- 不会被信息影响，<mark>能保持从容</mark>。

现代人在不知不觉中被信息淹没

有数据显示："日本人每天平均花七小时在手机和电脑上。"长时间通过电视和网络接收信息，<mark>自身的判断力和思考能力都会退化，万事只想知道结论</mark>。

请在日常生活中刻意与电子产品保持距离，若是你因此感觉自己落伍，或是觉得孤单的话，那么你可能患有信息焦虑症。请重视自己的直觉，倾听内在的声音。

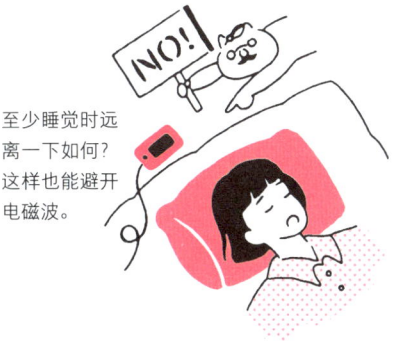

手机不要放在床边充电

至少睡觉时远离一下如何？这样也能避开电磁波。

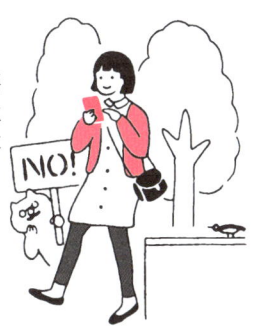

放假时不要频繁地看手机

放假时，非必要时不看手机，这样也能悠闲地享受美好时光。

穴位MEMO：百会、膻中

不会产生"信息焦虑症"的秘诀

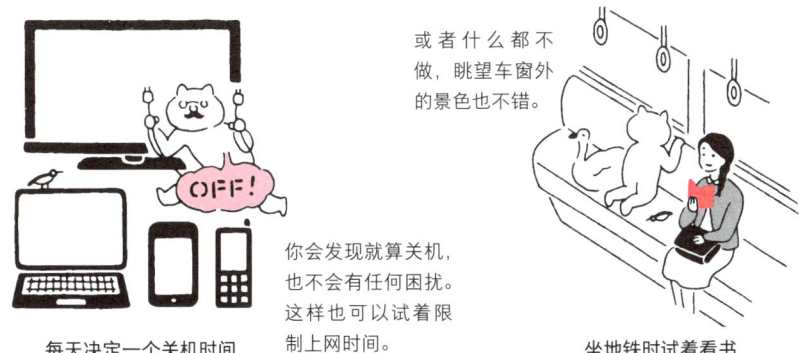

每天决定一个关机时间

你会发现就算关机，也不会有任何困扰。这样也可以试着限制上网时间。

坐地铁时试着看书

或者什么都不做，眺望车窗外的景色也不错。

注意力一旦分散，不会马上集中

正在做的事一旦中断，就要重新开始，需要花大约 25 分钟才能再次集中注意力。也就是说，频繁地看信息，会分散注意力。远离电子产品一段时间，或许你的工作或家务可以进行得更有效率。

跟其他人一起享受用餐时光

食欲不振　感受到压力　精神不振

有益身体的理由

- 用餐时心情愉快，食物也会变得更美味。

- 能得到放松，纾解压力。

- "真好吃""真开心"的感觉能让人得到满足。

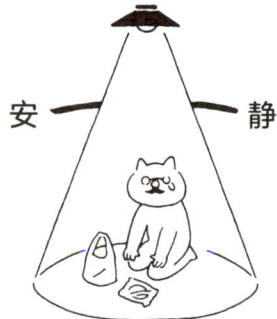

安 — 静

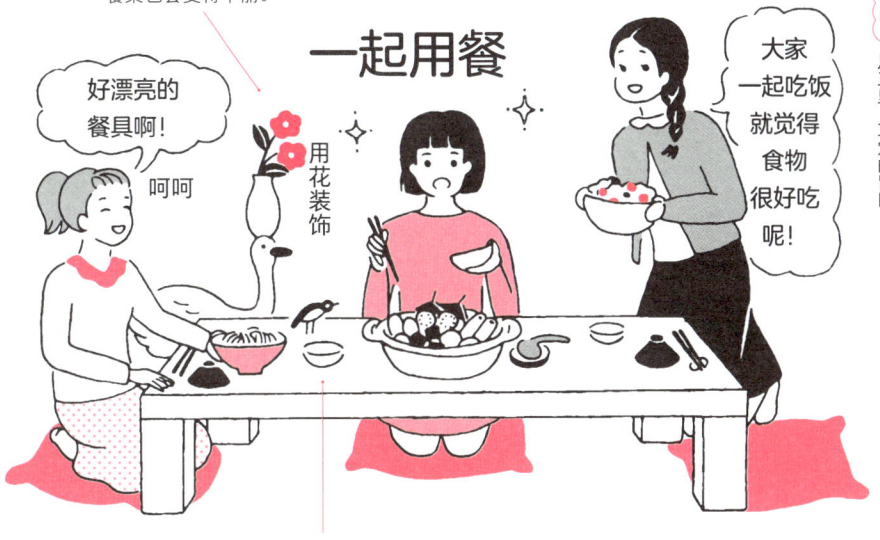

和其他人一起享用美食是种幸福

吃饭不仅仅是为了补充人体所需的营养，也是生活中的乐趣之一。你都是在什么情境下用餐呢？

有数据显示，越是经常一个人吃饭的人，越容易有失眠、抑郁等压力所引发的症状。虽然一个人吃饭不一定对健康有负面影响，但很容易因为觉得麻烦而不吃，或是随便吃吃，草草打发。和其他人一起热热闹闹地吃饭，就会花比较多的时间去享用美食，这种用餐方式对身心健康都比较有益。

一个人吃饭时

就算是一个人吃饭，也不要吃快餐简单果腹，而是用喜欢的食材来烹煮美食，慢慢品尝滋味，尽可能愉快地享受用餐时光。

有意识地呼吸

紧张　不安　抑郁　感受到压力　自主神经功能紊乱

有益身体的理由

- 有意识地呼吸，能让呼吸的速度慢下来，强化副交感神经的作用，消除紧张与不安。

- 能控制自律神经，减轻压力。

- 对自己的身体状况察觉敏锐，提高身体的自愈力。

用正念调整心理

任何人都有心浮气躁和紧张的时候。但是，这种状态一直持续，就会变成压力。要调整混乱的心，最好的方式就是专心呼吸。这是正念减压法（mindfulness）中的一种冥想法。这个心理训练方法，也能用于恐慌症和抑郁症等的治疗。

人一紧张，交感神经就会受到刺激，呼吸变浅。因此，可通过鼻子慢慢吸气、慢慢吐气的方式，增强副交感神经的作用，让身心安定下来。

鼻子呼吸法

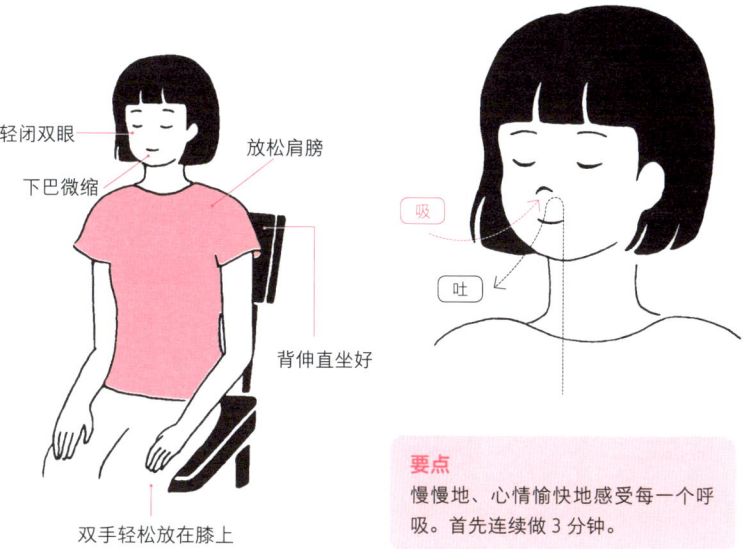

①坐在椅子上　身处拥挤的地铁车厢内无法坐下时，站着也可以。

②鼻子吸气，鼻子吐气

- 轻闭双眼
- 下巴微缩
- 放松肩膀
- 背伸直坐好
- 双手轻松放在膝上

要点
慢慢地、心情愉快地感受每一个呼吸。首先连续做3分钟。

穴位MEMO　太渊、太溪

随时随地都能做

这个呼吸法的优点是，任何时间、地点都能做。觉得心浮气躁或紧张时，就请专注呼吸吧。就算不对自己喊话："我要加油啊！"**仅仅是有意识地呼吸，就能调整心理状态。**呼吸时，也可以在心里想象自己呼吸时的画面。

睡眠质量比睡眠时长重要

慢性疲劳　感受到压力　失眠

有益身体的理由

- 睡前放松，<mark>增强副交感神经的作用，就能拥有优质的睡眠。</mark>睡前要避开会增强交感神经作用的电视和网络。

- <mark>每天晚上十点到次日凌晨两点会分泌生长激素</mark>，这段时间一定要处于睡眠状态中，<mark>能让肌肤变年轻。</mark>

不是有睡眠就好

你每天平均睡几个小时？根据美国和英国进行的某项睡眠调查显示，睡不满6小时的人，脑卒中（中风）和心脏病发作的风险几乎是睡满6小时人的两倍。

这项调查虽然得出每天最好睡满6～8小时的结论，但睡眠质量也很重要。<mark>就算睡满6小时，若睡得很浅，也无法消除疲劳</mark>，还不如熟睡4小时来得好。所以，并不只是躺下睡觉就行。

睡前的放松方法

每天持续做，变成睡前的习惯，
如此一来，只要一做这些事，身体就知道"接下来要睡觉了"，便能很快入睡。

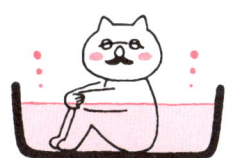

泡半身浴
以 38～40℃的温水泡半身浴，让身体温暖起来，身心皆得以放松。

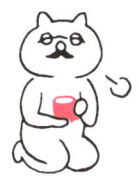

喝杯热牛奶
不含咖啡因等刺激物质的热牛奶可舒缓情绪，帮助入眠。酒精会导致浅眠，要避免。

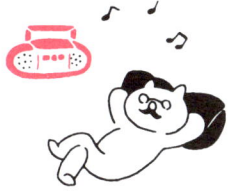

听柔和的音乐
聆听古典音乐或疗愈音乐等让情绪平静的音乐，会让脑部释放 α 波，使身心放松。

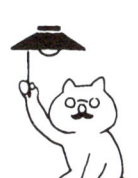

光线调暗
明亮的光线会刺激大脑，所以睡前要使用暖色灯或是把灯光调暗一点。

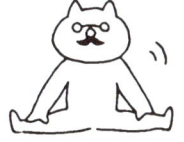

做点伸展
做一些能舒展身体的运动，可缓和紧张情绪。剧烈运动会使大脑清醒，要避免。

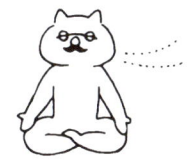

呼吸和冥想
呼吸和冥想能放松身心。吐气时，最好长一点。

睡前做什么很重要

　　睡眠的质量比时间更重要。为了能深沉熟睡，睡前必须放松身心，增强副交感神经的作用。

　　所以，睡前请不要开电脑，可以泡个半身浴温暖身体、喝杯热牛奶、听音乐等，做一些能让自己放松的事，以拥有优质的睡眠。

要想拥有健康身体，
第一步从排寒开始。
只是让身体温暖起来，
困扰你多年的不适症状或许就能得以改善，
这不是很棒吗？
本章收集了多种
马上就能照着做的温暖身体的秘诀，
现在就开始你的排寒生活吧。

第2章 温

让身体温暖的健康秘诀

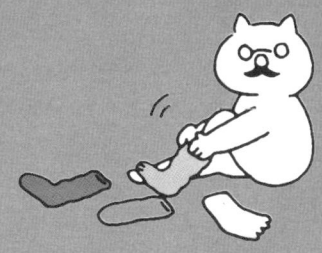

要意识到自己的体寒问题

体寒　肠胃不适　生理期问题　妇科病

有益身体的理由

- 很多人明明体寒，却毫不自知，==认识体寒，是改善体质的第一步。==

- 不只是手脚冰冷的人才有体寒的问题，内脏冰冷的=="隐形体寒"==的人正在快速增加。

隐形体寒会导致内脏疾病

"我手脚不会冰冷，所以没有体寒"。==如果你这么认为，或许就错了。请摸摸自己的腹部，如果摸起来比身体其他部位的皮肤凉，就证明你是"隐形体寒"==。你的腹部是冷的，也就说明你的内脏是凉的。

毫不自知，就不会采取行动祛寒，因此造成内脏功能变差，导致肠胃炎、膀胱炎，或痛经等生理期问题及妇科病。

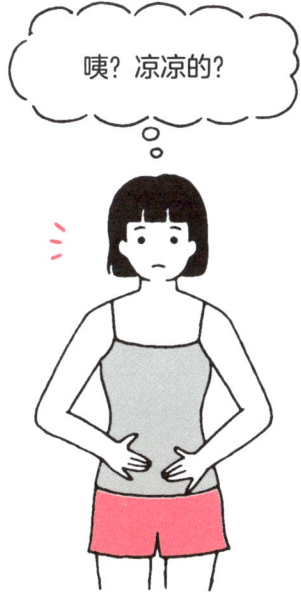
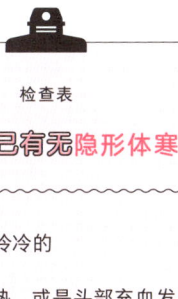

咦？凉凉的？

检查表

确认自己有无隐形体寒

☐ 腹部摸起来冷冷的

☐ 双颊经常灼热，或是头部充血发胀

☐ 肠胃不好

☐ 常喝冷饮

☐ 体温在 35℃ 左右

☐ 不泡澡，只淋浴

☐ 肩膀僵硬

只要有一项符合，就可能有体寒。请改善血液循环以祛寒。

脸部灼热是体寒的警报

要是脸部一直有灼热感，或许是因为身体正努力想让血液顺畅流通，以温暖血液到达不了的脚尖。事实上，头脑充血发胀，以及脚冷头热，都是体寒的症状，都必须通过温暖腹部、泡脚或按摩，来改善血液循环。

慢慢地喝温开水

体寒　排毒　肠胃不适　免疫力差　减肥　宿醉

有益身体的理由

- 内脏温度提高的话，基础代谢也会提升，因此==能改善体寒问题，变成易瘦体质==。

- 比起凉白开，与体温相近的温开水，不易造成肠胃负担，容易吸收，==能将体内的毒素随着汗、尿、粪便排出体外==。

具有减肥效果的优质饮品

温开水指的是煮沸一次后，放至适温的开水，大约是 40～50 ℃。

建议最好是将平时喝的所有饮料都换成温开水。总之，==先试着在早上起床后花 10 分钟慢慢喝下一杯温开水吧==。

必须注意的是，早上肠胃较寒，消化能力较差，如果一口气喝下一杯温开水，会冲淡胃液，反而有碍消化。

用微波炉简单做温开水

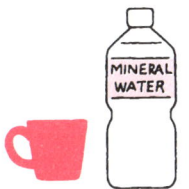

①将矿泉水倒入耐热的马克杯中。

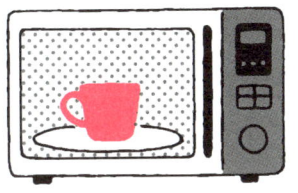

②放入微波炉,以500 W功率加热1分半钟。

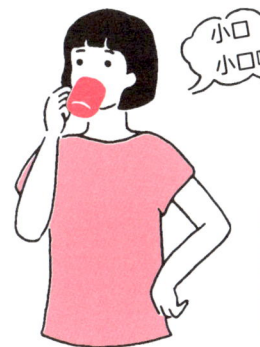

③小口小口啜饮,花10分钟喝完。

- 最好是早上起床就先喝一杯温开水。
- 如果觉得身体比平常冷,可以稍微调高水温。
- 习惯后,喝起来会慢慢觉得有甜味。

习惯后会发现,温开水的味道会因身体状况而不同。请先持续喝一段时间看看。

一天的摄取量最好是 700 ~ 800 毫升

温开水有益健康的概念,最初来自印度的传统医学阿育吠陀疗法。但这个疗法也认为,摄取过量会造成肾脏的负担,一天最好以 700 ~ 800 毫升为标准。

穿五指袜

体寒｜脚底湿闷｜水肿｜排毒｜身体歪斜

有益身体的理由

- 借着温暖每个脚趾，让血液循环起来，改善脚尖冰冷的状态。

- 能吸收脚趾间的汗水，不让湿气闷着，也能避免脚臭、预防足癣。

- 尤其丝质五指袜的吸湿性是棉质的1.5倍，排毒效果也比较好。

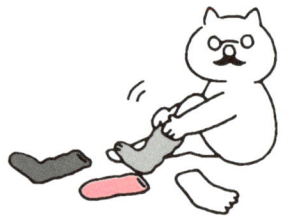

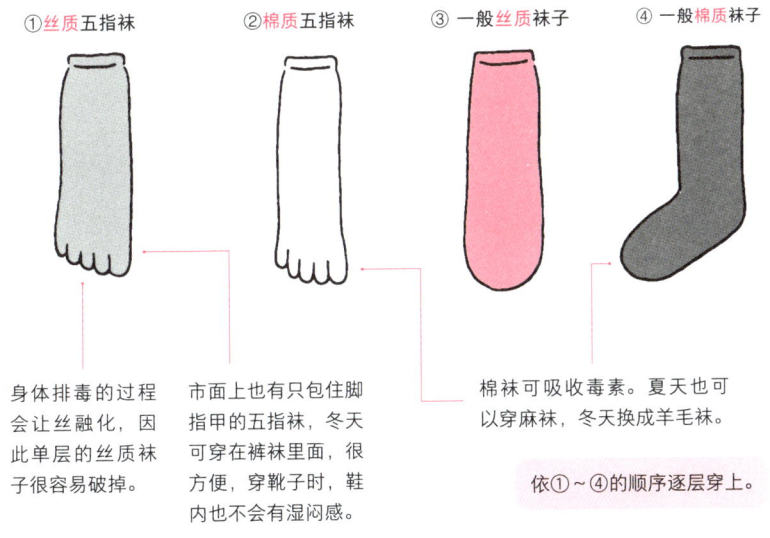

预防体寒的多层穿袜法

① 丝质五指袜　② 棉质五指袜　③ 一般丝质袜子　④ 一般棉质袜子

身体排毒的过程会让丝融化，因此单层的丝质袜子很容易破掉。

市面上也有只包住脚指甲的五指袜，冬天可穿在裤袜里面，很方便，穿靴子时，鞋内也不会有湿闷感。

棉袜可吸收毒素。夏天也可以穿麻袜，冬天换成羊毛袜。

依①～④的顺序逐层穿上。

五指袜 除了能避免体寒外，也有预防水肿等效果。

五指袜不只能避免体寒，还有很多其他优点

为了改善体寒，夏季在室内也应该穿上袜子，以避免脚冷，这是基本原则。尤其要穿五指袜，不只能避免脚冰冷，还有很多其他优点。

穿一般袜子时，脚趾头在鞋子里几乎会连成一体。但如果穿五指袜的话，脚趾就会根根分明，容易使力，走路姿势也比较好看。

再者，五指袜能吸收脚趾间渗出的汗水，就算穿一整天也很干爽，基本不会有臭味。

丝质五指袜效果绝佳

尤其值得推荐的是丝质五指袜。丝的蛋白质和形成人体皮肤及肌肉的成分相似，触感好，穿起来很舒服。单穿也可以，但如果能多穿几层，更能体验到改善体寒及排毒的效果。一天结束时，会减轻腿部的疲劳感。

穿棉质或丝质的内衣裤

体寒｜排毒｜皮肤粗糙｜敏感性皮肤｜过敏

有益身体的理由

- 棉、丝等天然材质的内衣裤对==肌肤比较温和，也能保暖==。

- 丝所含的蛋白质与人体皮肤组织相近，因此==不会造成肌肤负担，也有很好的排毒效果==。

- 化学纤维尼龙、聚酯纤维容易摩擦皮肤，造成皮肤粗糙或过敏。

很适合用于保暖的天然材质

想保持身体温暖，可以穿棉或丝等天然材质的内衣裤。棉是吸水性和保湿性一流的纤维，只不过，夏天大量流汗后要立刻更换，以免身体变冷。

直接接触肌肤的内衣裤优先选用天然材质

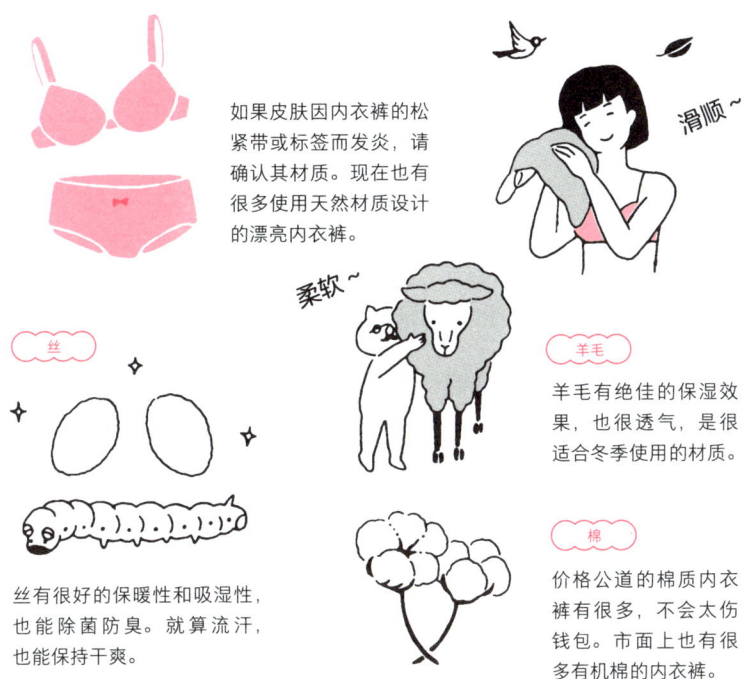

如果皮肤因内衣裤的松紧带或标签而发炎,请确认其材质。现在也有很多使用天然材质设计的漂亮内衣裤。

丝
丝有很好的保暖性和吸湿性,也能除菌防臭。就算流汗,也能保持干爽。

羊毛
羊毛有绝佳的保湿效果,也很透气,是很适合冬季使用的材质。

棉
价格公道的棉质内衣裤有很多,不会太伤钱包。市面上也有很多有机棉的内衣裤。

丝是由和人体肌肤相近的蛋白质构成,所以非常适合用来做内衣裤,一年四季都能穿。

羊毛由于保暖性佳,是很适合冬季穿的材质,可选择羊毛制的内裤或袜套。

化学纤维内衣裤的缺点

化学纤维衣物虽然有很好的保暖性,但缺点是吸湿性差。穿这种材质的内衣裤虽然能保暖,一旦流汗,就会让身体更冷,必须注意。此外,化学纤维的原料是石油,易产生静电,也有人认为这会导致血液循环变差。

化纤衣物容易摩擦身体,伤害皮肤,因此敏感性皮肤的人最好避免。

穴位MEMO:肺俞、外关、经渠、列缺

觉得冷，可以刺激命门、肾俞、太溪等穴位

体寒 | 生理期问题 | 妇科病 | 腰痛

有益身体的理由

- 这几个穴位有温暖身体的强大力量，能从体内缓解寒冷。

- 只要将暖贴贴在这几个穴位，就能轻松刺激，让身体变暖。

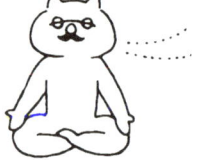

3个让你跟体寒说"拜拜"的穴位

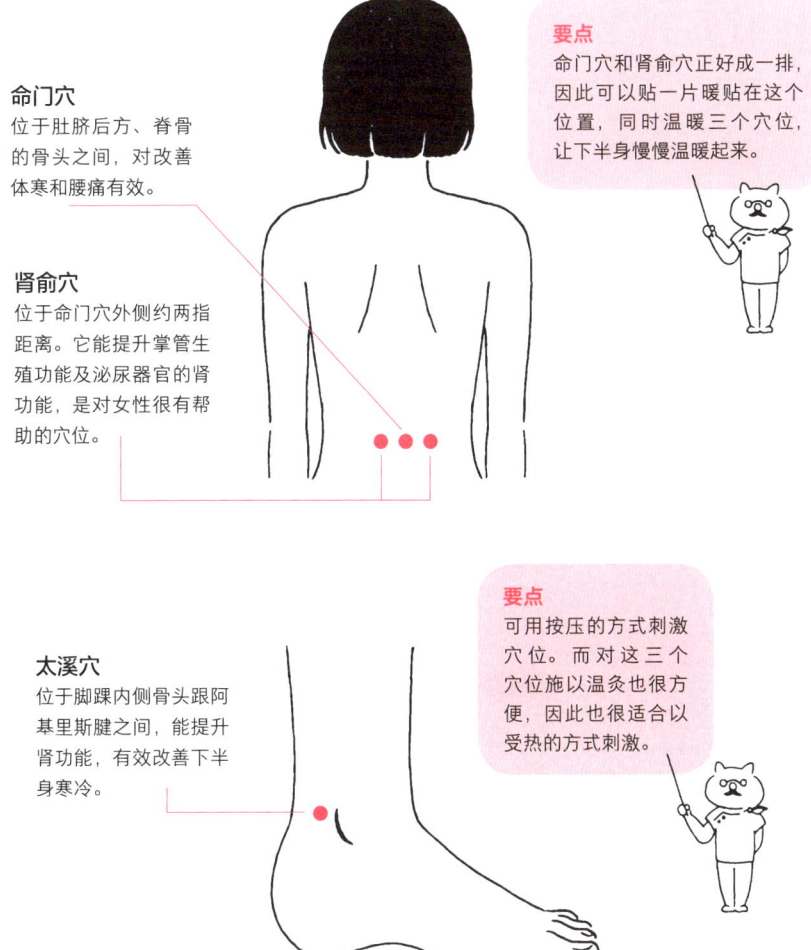

命门穴
位于肚脐后方、脊骨的骨头之间,对改善体寒和腰痛有效。

肾俞穴
位于命门穴外侧约两指距离。它能提升掌管生殖功能及泌尿器官的肾功能,是对女性很有帮助的穴位。

太溪穴
位于脚踝内侧骨头跟阿基里斯腱之间,能提升肾功能,有效改善下半身寒冷。

要点
命门穴和肾俞穴正好成一排,因此可以贴一片暖贴在这个位置,同时温暖三个穴位,让下半身慢慢温暖起来。

要点
可用按压的方式刺激穴位。而对这三个穴位施以温灸也很方便,因此也很适合以受热的方式刺激。

以温灸的方式刺激穴位

体寒　慢性疲劳　放松

有益身体的理由

- 比起按压或按摩，利用高温灸法，更能强烈刺激穴位，因此也有很好的疗效。

- 血液循环变好、免疫力增强，身体的自愈力也会变好。

- 一个人也能做。

能自己简单保养身体的温灸

灸法是一种民俗疗法，发源自数千年前的中国，之后流传到日本。它是利用高温刺激穴位，以改善身体各种症状。比起按压穴位，以高温强烈刺激会更加有效。在很多人的印象中，灸法很麻烦，而且都是老人家在用，但近年来日本出了各式各样的温灸商品。例如有香味的、无烟的、低温的、不必点火的，而且都能在药店买到。使用温灸，自己在家就能轻松保养，请一定要多加利用。

来做温灸吧！

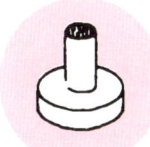

刚开始尝试温灸的人，可使用底座。在底座上放让艾草燃烧的"间接灸"，给予穴位温和的刺激。干艾草的原料是艾蒿。

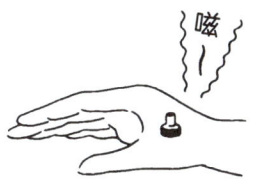

刚开始尝试温灸的人，可以先试试"万能"穴位——合谷穴。

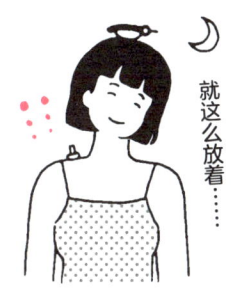

虽然艾草4～6分钟就会烧完，但温热的效果会持续。直到完全变凉之前，一直放着就好。

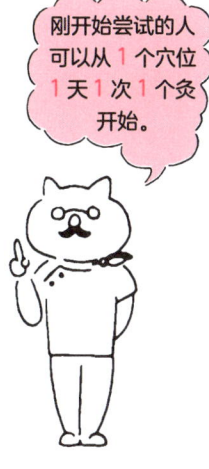

刚开始尝试的人可以从1个穴位1天1次1个灸开始。

觉得舒服的话，再慢慢增加灸量。

借着每天做温灸倾听身体的声音

温灸最好是在放松的状态下做。但是，刚洗完澡时，由于血液循环变好，这时候做温灸可能感受不到什么效果。

再者，最好每天都做。随着每天身体状态的不同，感受到的热度也会不一样，所以更能敏感地察觉到身体的变化。

温暖大块肌肉和较粗的血管

`体寒` `免疫力差`

有益身体的理由

- 腹部、臀部、大腿和上臂的肌肉块比较大，温暖这些部位，能够==有效地让全身热起来==。

- 有较粗血管的==脖子、手腕、脚踝一定要注意保暖==。仅仅是温暖肌肉较少、主要由骨头和肌腱构成的四肢末梢，效率不高。

留意须保暖的部位

不管怎么保暖，身体还是冷，这==或许是因为保暖的方式不对==。

有效的保暖方式，是要温暖腹部、臀部、大腿和上臂等有大块肌肉的部位。另外，有较粗血管的脖子、手腕和脚踝则不可以着凉。

人体内较细的血管直径大约 0.01 毫米，只有头发的十

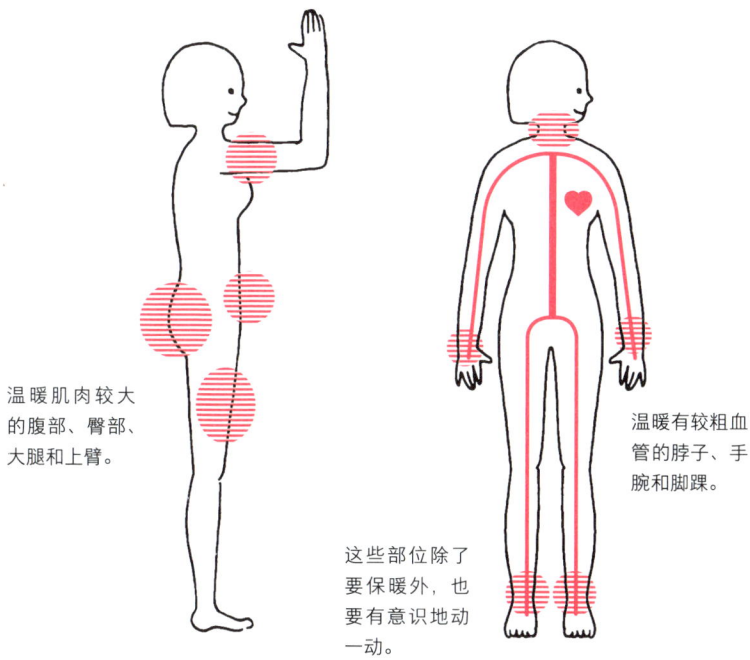

分之一。血管细，流过的血量也较少，因此要尽量注意保暖的是有较粗血管的部位。

大腿是关键

身体为了维持一定的体温，会储存脂肪以保暖。

尤其大腿是容易堆积脂肪的部位，但多余的脂肪和橘皮组织也是体寒的原因。觉得自己大腿很粗的人，更要注意保暖。

善用热毛巾

穴位 MEMO：颈百劳

体寒 ｜ 美肌 ｜ 肩膀僵硬 ｜ 脖子僵硬 ｜ 眼睛疲劳

有益身体的理由

- 想快速温暖身体时，使用热毛巾很方便。

- 放在肩膀或脖子上，能加速血液循环，==消除僵硬感==。敷在脸上，能让毛孔张开，==去除皮肤的老废角质==。敷在眼睛上，也能==缓解干眼的不适==。

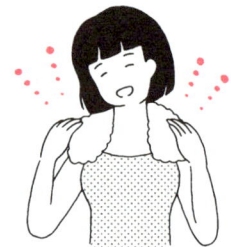

湿毛巾彻底拧干后，用微波炉加热（500～600W，约1分钟），简单的热毛巾就完成了。

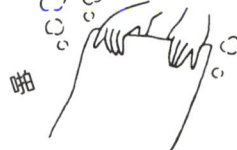

啪

从微波炉取出后，先摊开一下，温度会比较适中。请注意不要被烫到！

利用热水袋

体寒 / 放松 / 腰痛 / 生理期问题 / 肠胃不适 / 失眠

穴位MEMO：关元

有益身体的理由

- 热水袋有非常好的保温效果。

- 相较于电热毯、电暖器等，使用热水袋不会感到干燥。

没有热水袋，也可以使用耐热的杯子来装热水。

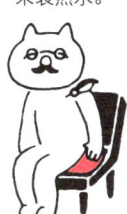

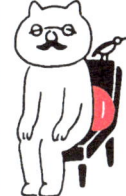

夏天可以在空调房内使用。觉得有点冷时，就放在腰部或腹部的位置。

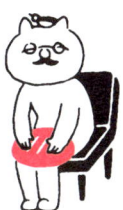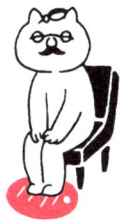

热水袋会让身体慢慢暖和起来。

冬天可以在睡前放进被窝里。半夜觉得热，踢出被窝即可。

快速

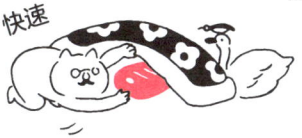

第2章 温 让身体温暖的健康秘诀

做足浴和手浴

体寒　放松　转换心情

有益身体的理由

- 穿着衣服就能泡，很方便。
- 能轻松刺激手脚的重要穴位。
- 手脚清洁，也能作为手脚保养。

穿着衣服就能和泡澡一样温暖身体

　　做手浴和足浴，仅仅是将手脚泡在脸盆或泡脚桶内的温水中，就能改善体寒。生病或刚痊愈时虽然不宜泡澡，但如果想暖和身体或是觉得冷，就可以穿着衣服轻松做个手浴或足浴。比起全身泡澡，只泡手脚对心脏也不会造成负担。手脚浸泡温水的同时，可按压或按摩能改善体寒的穴位，效果更好。

[足浴和手浴的泡法]

穴位 MEMO 涌泉

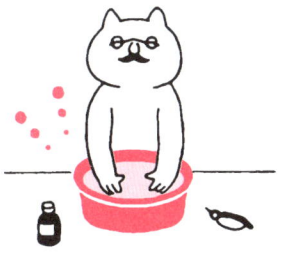

手浴
手腕以下的部分全部泡在温水里，这样也能舒缓肩膀僵硬及眼睛疲劳。做足浴的水最好先准备好。

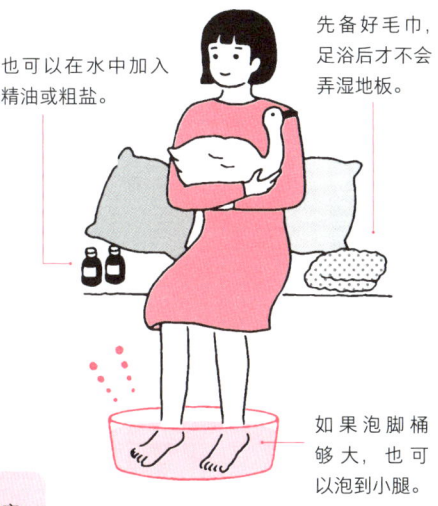

也可以在水中加入精油或粗盐。

先备好毛巾，足浴后才不会弄湿地板。

如果泡脚桶够大，也可以泡到小腿。

① 将水注入脸盆或泡脚桶里，温度约 40～42℃，比泡澡水稍微高一点。
② 浸泡手脚各 15 分钟左右。
③ 如果水变温，就再加热水。

足浴
泡脚的温水大约到脚踝上方的位置，这样能从脚开始，让全身都暖和起来。刺激一下三阴交穴，对缓解生理痛也有帮助。足浴后要立刻穿上袜子，以免好不容易暖和起来的脚又变凉了。

水里加入精油或粗盐能放松身心、促进血液循环

想提高放松效果，可在温水中加入 2～3 滴精油。选择喜欢的香味，或是针对体寒、失眠、痛经等，加入能改善不适症状的精油（参考 P.193）

另外，也可以在水中加入一小撮粗盐，以促进血液循环。

泡澡时可使用碳酸入浴剂

体寒 | 慢性疲劳 | 水肿 | 肩膀僵硬 | 腰痛 | 排毒 | 美肌

有益身体的理由

- 二氧化碳在水中溶解后会渗入皮肤，使血管扩张，血流循环更顺畅。

- 血液循环变好，能舒缓肩膀僵硬和腰痛。

- 碳酸能吸附皮脂和老废角质。

二氧化碳有助血液循环

泡澡时如果想使用入浴剂，可以使用碳酸入浴剂。碳酸入浴剂溶解后产生的二氧化碳会渗入皮肤，使血管扩张，让血液更顺畅，改善体寒的状况。气泡不停冒出来时，会让人觉得入浴剂正在发挥功效，但事实上，是气泡消失、二氧化碳彻底溶于水中之际才会有效发挥作用。请一边按摩小腿或按压穴位等，慢慢地泡澡。

自己在家就能做！碳酸入浴剂的做法

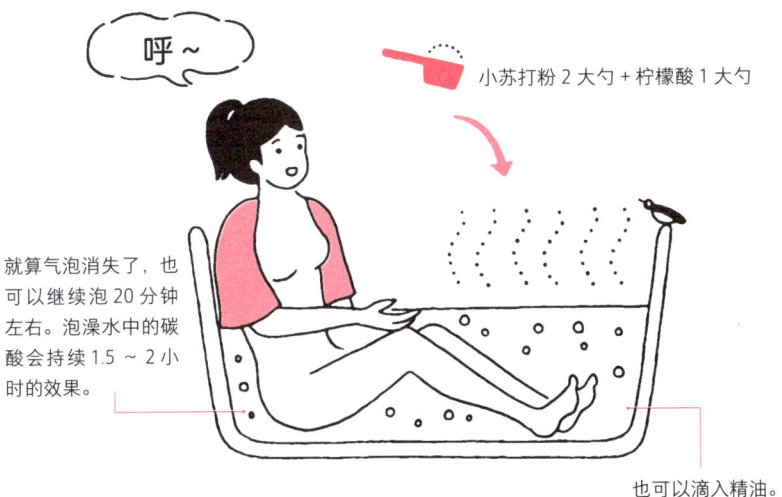

穴位MEMO：阴陵泉、三阴交、承山

就算气泡消失了，也可以继续泡 20 分钟左右。泡澡水中的碳酸会持续 1.5～2 小时的效果。

小苏打粉 2 大勺 + 柠檬酸 1 大勺

也可以滴入精油。

① 小苏打粉 2 大勺（也可使用发酵粉）加柠檬酸 1 大勺混合。
② 加入 38～40℃的温水中。

二氧化碳的效果，能一直维持到气泡消失后 1.5～2 小时左右。

排毒效果也很棒

碳酸会吸附蛋白质，也就是说，它能祛除皮肤角质及老废物质，达到排毒效果。

使用柠檬酸和小苏打粉，自己也能做出效果比较温和的碳酸入浴剂。这两种物质不易产生水垢，泡澡后，还能顺便让浴缸变得亮晶晶。

感冒就喝葛根汤，再泡澡发汗

感冒初期症状　头痛　肩膀僵硬　腰痛

> **有益身体的理由**
>
> - 葛根汤能促进血液循环及发汗，提高身体代谢，对感冒初期症状有效。
>
> - 和一般感冒药不同，喝了不会想睡觉。
>
> - 由于血流变得畅通，对头痛、肩膀僵硬及腰痛也有效。

出现畏寒症状，就喝葛根汤

葛根汤是能有效治疗感冒的一帖知名中药药方。它的特征是能促进血液循环及发汗、提升身体代谢，在感冒初期服用很有效。

关于葛根汤的记述，在大约一千八百年前的中药经典《伤寒论》中也可以看到，是帖历史悠久的药方。

据说，日本江户时代[1]有医生不论面对什么患者，都开

1　江户时代（1603-1868 年）是日本历史上武家封建时代的最后一个时期。

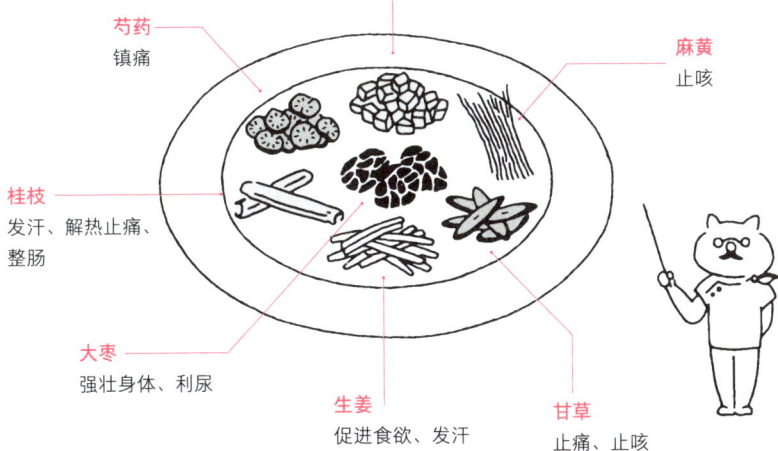

葛根汤所含的中药材

葛根汤含有以下中药材。
这七种药材各有作用，能一起发挥疗效。

穴位 MEMO
风池、外关

- 葛根：葛根汤的主要成分，有发汗、解热作用
- 芍药：镇痛
- 麻黄：止咳
- 桂枝：发汗、解热止痛、整肠
- 大枣：强壮身体、利尿
- 生姜：促进食欲、发汗
- 甘草：止痛、止咳

葛根汤的有效喝法
- 出现如畏寒、关节痛等感冒初期症状时，马上服用。
- 在餐前或餐与餐之间空腹饮用。
- 与温开水一起服用。
- 服用后立刻泡澡以发汗，并想象身体正在排出不好的东西。

葛根汤为药方，这种医生称为"葛根汤医生"。葛根汤在日本应该是从那时候起，就成为适用范围广泛又有效的药方吧。

泡个澡，流点汗

感冒初期可在服用葛根汤后泡澡，以温暖身体。体温上升、流汗后，也能击退感冒病毒。

如果正确饮用葛根汤，很快就能治好感冒，所以没必要一直喝，这是一帖非常有效的中药药方。

第 2 章　温 让身体温暖的健康秘诀

多吃生姜

体寒　减肥　感冒初期症状

> **有益身体的理由**
>
> - 体寒要食用干姜片或加热过的姜，可促进血液循环。
>
> - 姜能分解体脂肪，所以对减肥也有帮助。
>
> - 生姜可舒缓感冒的初期症状。

生姜可温暖身体表层

很多人都知道，有感冒或体寒症状时吃姜很有效果。但是，吃法不同，它所发挥的效果也不一样。

生姜能温暖身体的表层，促进排汗。食用生姜后，手脚会变得温热，这是由于姜辣素产生了作用。感冒初期食用也很有效。

［干燥姜片的做法］

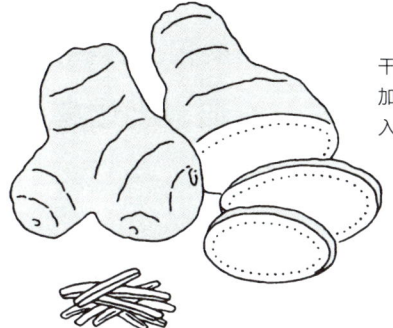

干燥处理过的姜片可直接加入饮料中，也可切碎加入食物或调味料中。

① 姜不削皮，洗净擦干后，尽可能切成薄片。
② 切好的姜片平铺于耐热盘中。
③ 放入微波炉，以 500 W 功率加热 5 ~ 7 分钟。若是加热过度，姜会烧起来，所以放入后须随时留意情况。
④ 取出姜片，平铺于铺有餐巾纸的器皿中，放入冰箱冷藏 1~2 天即可完成。

祛除体寒要食用干燥或加热处理过的姜

相对地，干燥过的姜则能温暖身体内部。这是由于姜所含的辛味成分姜酚发挥了作用，它可以扩张血管、促进血液循环。生姜原本所含的姜辣素经过干燥、加热后，转变为姜酚，效果也因此改变。

请记住，为了祛除体寒吃姜时，要先干燥或加热处理。

避免吃性质寒凉的食物

体寒 **肠胃不适** **生理期问题**

有益身体的理由

- 食用<mark>夏季蔬菜和茄科的蔬菜</mark>，如茄子、番茄等<mark>会让身体变冷</mark>，须留意。

- 香蕉、芒果等<mark>热带水果也会让身体变冷</mark>。

- 碳水化合物会冷却身体，所以<mark>要少吃冷的甜食</mark>。

少吃夏季蔬菜，多吃冬季蔬菜

从中医观点来看，食物可分为能温热身体的"温性食物"、冷却身体的"寒性食物"，以及位于两者间的"平性食物"。判断的标准，主要是食物生长的地方及产季。基本上，食用热带生产的蔬果，以及夏季盛产的食物，都会使身体变寒。因此，夏季蔬菜要尽可能以温沙拉[1]的方式食

---

[1] 温沙拉是指用温热的酱汁或加入已加热的食材，使其入口的温度更为适口。与一般口感冰凉的生菜沙拉最大的不同是，温沙拉的蔬菜都是煮熟的食物。

温热身体的蔬菜

HOT

冬季蔬菜、产自寒冷地区的蔬菜、根类蔬菜都能温暖身体。

例 蒜头、南瓜、洋葱、韭菜等

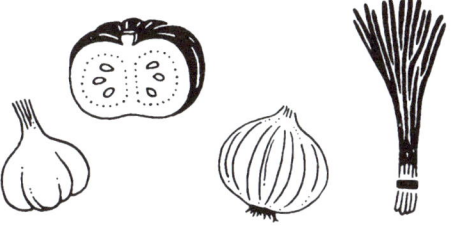

COOL

夏季蔬菜、产自热带的蔬菜会使身体变冷。

例 番茄、小黄瓜、茄子、芹菜、莴苣、白萝卜等

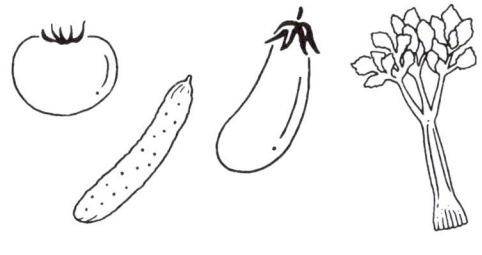

冷却身体的蔬菜

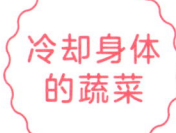

避免喝蔬菜汁。黏稠状的蔬菜汁很容易留在肠胃中，使腹部受寒。如果要喝流质食物，温热的汤比较好。

用。与之相反，食用产自寒带，以及冬季盛产的食物能让身体变暖。此外，根菜类由于吸收大地的能量，也有温热身体的绝佳效果。若从颜色上区分的话，原则上，红色、黑色、橘色是温热身体的食物，蓝色、白色、绿色则是冷却身体的食物。

食物中多加些辛香料

常用来提味的葱、姜、蒜可促进血液循环，有温热身体之效，烹煮食物时请多利用。姜要使用干燥或加热过的。

"我知道饮食要均衡，但就是很难做到。"

你是不是也有这种感觉？本章介绍多种简单的饮食诀窍，无须准备什么特别的菜肴。除了食物外，还可搭配中药和营养品，让我们从体内开始变得健康吧。

第 3 章 食

均衡饮食的健康秘诀

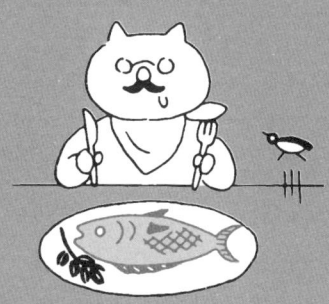

女性可服用当归芍药散、桂枝茯苓丸和加味逍遥散

体寒　生理期问题　妇科病　头痛　晕眩　排毒

有益身体的理由

- 因体内激素失调所引发的心浮气躁、倦怠、不安与悲伤等无法冠以病名的"未病状态"，可通过吃中药来改善。

- 中医擅长处理体寒、肩膀僵硬等无法根治的症状，能改善体质。

以一帖药方改善各种症状

日本所谓的汉方药（即中药），是以发源于中国的中医为基础，再发展出自己的特色。其基本概念，是重视构成身体的气（元气、气力）、血（血液）、水（血液以外的体液及淋巴液）的流动，当这三者失衡时，即以中药来调理。

体寒、水肿、月经失调等女性特有的症状，是

痛经、月经失调、更年期综合征等

适合女性的三帖中药药方

穴位 MEMO 阴谷、合谷、阳陵泉

当归芍药散
体质虚弱、贫血，有晕眩、水肿、肩膀僵硬等症状的人。

桂枝茯苓丸
体力虚弱，上半身燥热，但脚却很冷的人。

加味逍遥散
肩膀僵硬、容易疲倦，心神不宁或心浮气躁的人。

中药药方的选择方式

- 选择符合自己症状的中药药方，若不清楚可找中医问询。
- 如果是为了改善体质，最少也要服用2~3个月。就算没有马上看到效果，也要继续服用。
- 有时候，不合口味也可能表示不合体质，喝起来的口感也是一个重点。
- 服用太多含甘草的中药，可能会产生副作用，最好不要同时服用两种以上的药方。

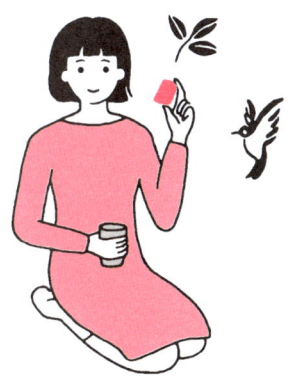

※ 其他中药方请参考 P.192。

<u>中医很擅长处理的问题</u>。因为中药里有很多能调理雌性激素、有助血流顺畅的生药。西医用药，通常是针对单一症状使用有效的药物，例如，痛经就吃阿司匹林。中药的特征，则是一帖药方含有各种生药。以当归芍药散来说，就调合了芍药、白术等六种生药。芍药有镇痛效果，白术则有补脾健胃、利尿及发汗的作用。也就是说，<u>服用一帖中药，就能同时改善身体的各种不适症状</u>。

每2～3小时就要补充维生素C

美肌 **感受到压力** **抗老** **慢性疲劳**

有益身体的理由

- 维生素C不会储存于体内，所以，要每2～3小时补充一次营养品才有效。

- 当感觉有点疲倦时，其实身体就已经在大量消耗维生素C了。只有持续摄取，才能累积对抗压力的能力。

美容和健康都不可或缺的维生素C

维生素在胶原蛋白的合成上扮演着重要角色，也能抑制黑色素形成，为我们的身体打下美丽的基础。由于维生素无法在体内生成，因此必须通过食物摄取。以食物来说，红椒的维生素含量很高。

来补充维生素C吧

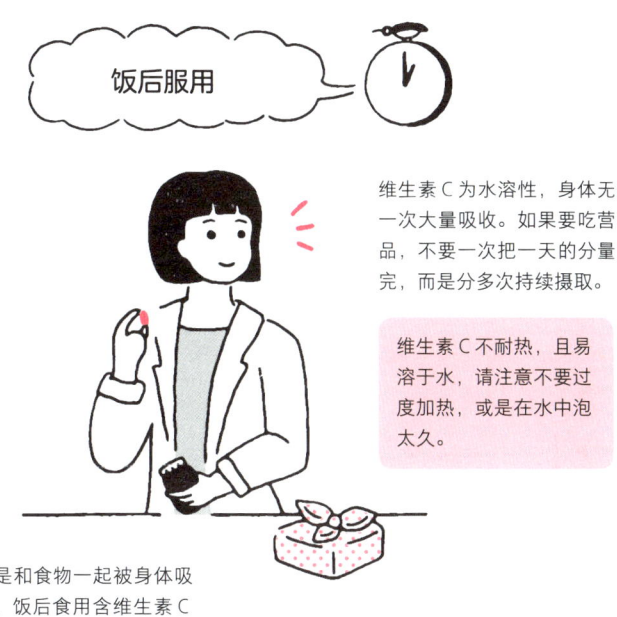

饭后服用

维生素C为水溶性,身体无法一次大量吸收。如果要吃营养品,不要一次把一天的分量吃完,而是分多次持续摄取。

维生素C不耐热,且易溶于水,请注意不要过度加热,或是在水中泡太久。

维生素C是和食物一起被身体吸收,因此,饭后食用含维生素C的营养品最佳。请养成饭后吃维生素C的习惯。

　　维生素的每日摄取量标准是100毫克,但如果想通过维生素C让皮肤更好、身体更健康,则一天最好摄取2000毫克以上。

　　由于维生素C易溶于水,且无法储存于体内,如果一次摄取2000毫克以上的量,有一半以上都会浪费,因此重点是要每2~3小时补充一次。不只通过食物摄取,还要善用营养品。

补铁，要选择易吸收的血红素铁

贫血　慢性疲劳　生理期问题　头发干躁　掉发

有益身体的理由

- 想预防贫血，就应该要摄取容易被人体吸收的血红素铁。

- 缺铁是头发干燥和掉发的主要原因之一，补充血红素铁，能 拥有水润光泽的秀发。

- 缺铁会导致氧气无法在体内输送。补充血红素铁，能 消除身体因缺氧所造成的疲劳。

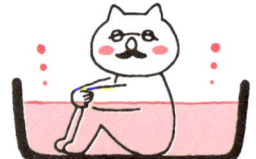

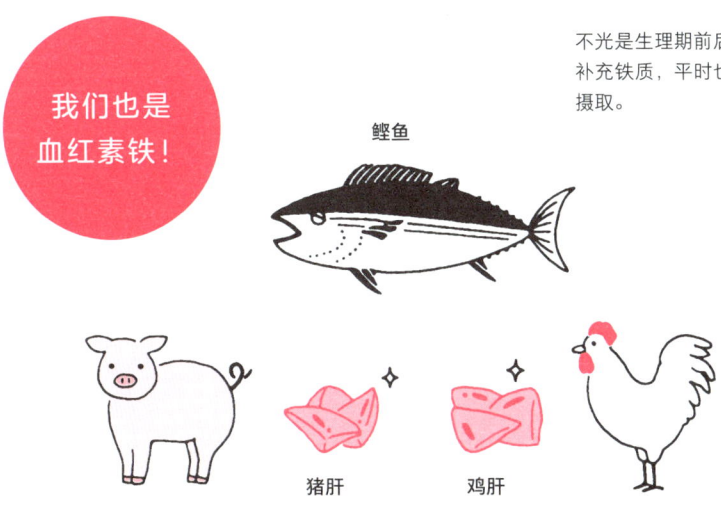

不光是生理期前后要补充铁质,平时也要摄取。

穴位MEMO 膈俞、太冲

> **要点**
> - 菠菜、小苋菜等含非血红素铁的食材,和维生素C一起摄取,能提升吸收率。
> - 选择标明含有血红素铁的营养品。
> - 据说使用铁制炒锅或汤锅烹煮食物,铁质会渗入食物内,可因此补充铁质。

动物性食品含有较优质的血红素铁

女性由于生理期的缘故,每个月都会流失一定血量,所以很容易缺铁。缺铁会引发身体疲倦等不适,以及头发干燥、掉发等症状。

事实上,食物中的铁有两种形式,一种是动物肝脏及牛肉瘦肉所含的血红素铁,一种是菠菜、小苋菜、大豆等所含的植物性非血红素铁。在铁质的补充上,动物性的血红素铁比较好,它的吸收率远远高于非血红素铁。摄取非血红素铁时最好和维生素C一起摄取,可提升吸收率。

仅仅通过食物补充铁质是不够的,请选择标明含有血红素铁的营养品,在饭后补充一定的剂量。

心浮气躁、眼皮直跳时，要补充钙质

情绪不稳定 ｜ 心浮气躁 ｜ 肌肉疲劳 ｜ 骨质疏松症

有益身体的理由

- 钙质不只和骨头有关，也会影响神经系统运作。缺钙会导致情绪不稳定，因此，补充钙质能避免心浮气躁。

- 钙质掌控肌肉的收缩。眼皮直跳，也可能是因为缺钙。

- 补充钙质，能预防骨质疏松症。

心浮气躁、眼皮直跳是缺钙的危险信号

钙质是日本人较缺乏的营养素之一。一般认为，这是由于日本的土壤和河川所含的矿物质较少，以及生活习惯改变所致。钙质是形成骨骼的重要营养素，同时也和肌肉收缩、脑神经细胞的运作有关。因此，缺钙会导致肌肉的活动变差，造成眼睑痉挛的眼皮跳动现象，或是脚抽筋。

此外，缺钙会影响身体对脑细胞活动的控制，也会导致心浮气躁、忘东忘西。

含钙量高的食物包括小鱼干、奶酪、牛奶等。聪明的摄取方式是，连同能帮助钙质吸收的维生素D、镁一起摄取。抽烟则会导致缺钙。

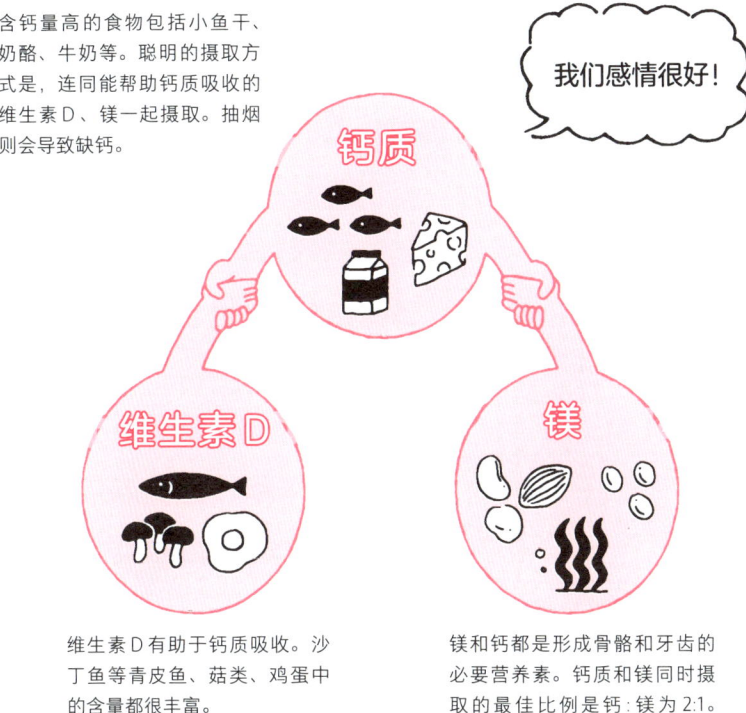

维生素D有助于钙质吸收。沙丁鱼等青皮鱼、菇类、鸡蛋中的含量都很丰富。

镁和钙都是形成骨骼和牙齿的必要营养素。钙质和镁同时摄取的最佳比例是钙∶镁为2:1。大豆、杏仁、羊栖菜、海带芽等都含有丰富的镁。

在骨质疏松症形成之前

骨头就算变得脆弱，也很难从外表看出来，等到发现有骨质疏松症才意识到缺钙，就已经太迟了。所以，平常只要发现最近眼皮经常跳动、心浮气躁，不妨怀疑是缺钙所引发的症状。

保养肌肤，要摄取维生素C、维生素E和辅酶Q10

美肌 ｜ 抗老 ｜ 黑斑 ｜ 皱纹 ｜ 皮肤粗糙

有益身体的理由

- 维生素C和维生素E<mark>有很强的抗氧化效果，能有效对抗肌肤问题</mark>，也能预防黑斑和皱纹。

- 辅酶Q10能在线粒体中发挥作用，避免细胞氧化，<mark>有绝佳的抗老化效果</mark>。

积极对抗身体的老化

维生素C、维生素E和辅酶Q10，都是抗氧化效果很强的营养素，能延缓身体衰老。

细胞中的线粒体要制造生存的能量时，少不了辅酶Q10。因此，<mark>身体若缺乏辅酶Q10，就容易觉得疲倦，免疫力下降</mark>，皮肤状态也会变差，所以也是美容的大敌。

不要加速身体老化!

我们吸入体内的氧气,有部分会变成活性氧,造成皮肤老化。要对抗活性氧,请养成能提高抗氧化效果的习惯。

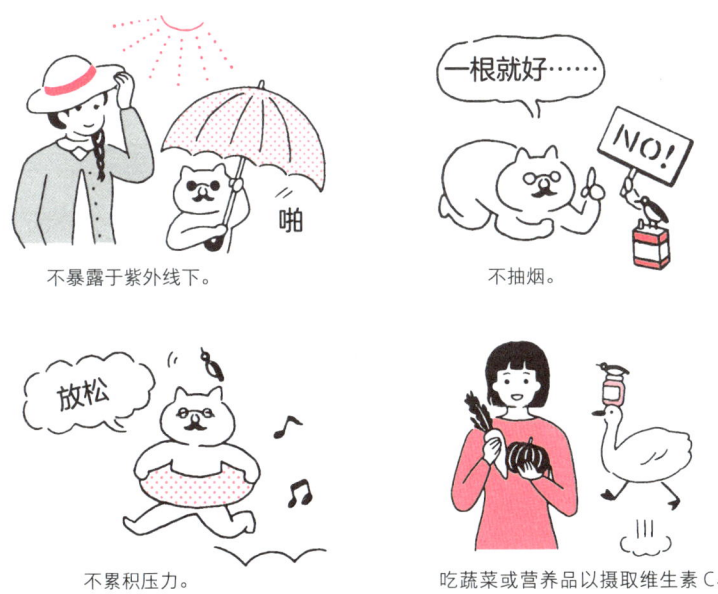

不暴露于紫外线下。

不抽烟。

不累积压力。

吃蔬菜或营养品以摄取维生素 C、维生素 E 和辅酶 Q10。

要选择还原型的辅酶 Q10

随着年纪增加,体内的辅酶 Q10 会逐渐减少,因此要用营养品来补足。

辅酶 Q10 分氧化型和还原型两种形式。而氧化型要先在体内转化成还原型才能发挥作用,但转换率会随着年龄的增加而下降,所以,建议直接服用能在体内直接利用的还原型。

便秘和腹泻就靠益生菌

便秘　腹泻　免疫力差　过敏

有益身体的理由

- 益生菌是能调整肠道环境的好菌，服用可改善便秘及腹泻。

- 乳酸菌是最主要的益生菌，它能提升肠道的免疫功能，打造出不易感冒和过敏的强壮身体。

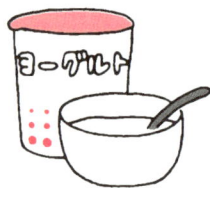

酸奶

益生菌是能维持肠道健康的好菌

人体的肠道大约有 500 种、数目达 100 兆个以上的细菌。益生菌指的是能维持肠道健康的有益的菌群。肠道中的细菌主要可分三种：有益菌，也叫益生菌（如比非德氏菌、乳酸菌等）、有害菌（如大肠杆菌、葡萄球菌等），以及中性的伺机菌。健康的肠道中，益生菌的数量会大于有害菌。一旦肠道环境失衡，伺机菌就有可能变成益生菌，

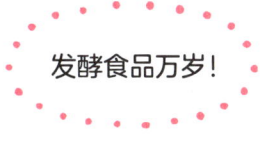

如何摄取益生菌
- 食用含植物性乳酸菌的泡菜、日式腌菜、味噌。
- 食用含纳豆菌的纳豆。
- 喝含有比菲德氏菌的酸奶。
- 喝乳酸菌饮料。
- 服用调理肠道的药物及营养品。

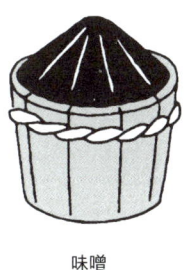

味噌

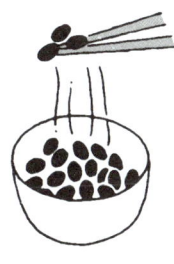

纳豆

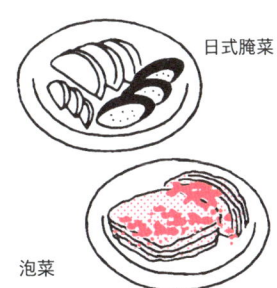

日式腌菜

泡菜

也有可能变成有害菌。所以，必须让益生菌的数量一直占优势。

　　益生菌可通过喝酸奶等发酵食品的营养品来摄取，但问题是益生菌不耐热且酸，几乎都会在胃酸下被消灭。但是，如日式腌菜、纳豆、泡菜等所含的植物性乳酸菌，特征就是比奶酪等动物性乳酸菌更能在胃酸下存活。为了让益生菌能顺利抵达肠道，建议食用植物性的发酵食品。再者，益生菌三四天就会被排出体外，所以要每天持续摄取。

服用维生素 B 族和鸟氨酸可避免宿醉和抑郁

穴位MEMO：内关

宿醉 / 抑郁 / 情绪不稳定 / 失眠

有益身体的理由

- 维生素 B 族和鸟氨酸，能提高肝脏代谢酒精的能力。喝酒前后吃相关的营养品，就==不会因为宿醉而烦恼==。

- 身体缺乏维生素 B 族，也会出现抑郁症状，==如果心情低落，可以先怀疑是不是因为缺乏维生素 B 族==。

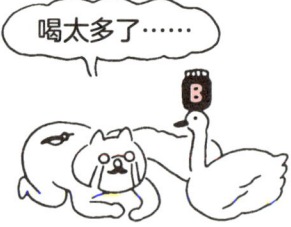

聚餐喝酒前，可先服用维生素 B 族的营养品。

辅酶 Q10 可改善心悸

`心悸` `呼吸困难` `慢性疲劳`

有益身体的理由

- 辅酶 Q10 能强化心脏，作为人体重要的辅助因子，因此==能让脉搏恢复正常，不再引发心悸==。

- 心脏功能变强，血液流通顺畅，也能==改善呼吸困难的症状==。

- 由于==能消除活性氧==，身体因此变得有活力。

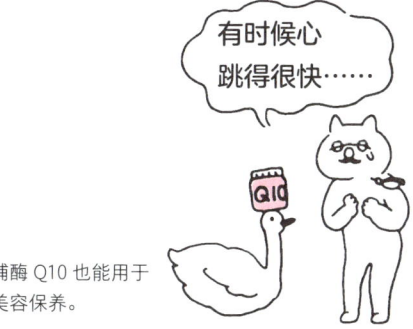

有时候心跳得很快……

辅酶 Q10 也能用于美容保养。

第 3 章 食 均衡饮食的健康秘诀

初次尝试顺势疗法，可从乌头开始

不安　紧张　恐慌　感冒初期症状

有益身体的理由

- 顺势疗法不是祛除抑制症状，而是 <mark>提高身体的自愈能力</mark>。

- 乌头（aconite）就等同于顺势疗法中的葛根汤，<mark>对感冒和心理问题的初期症状有效</mark>。

- 因恐惧或惊吓所造成的<mark>恐慌都能有所缓解</mark>。

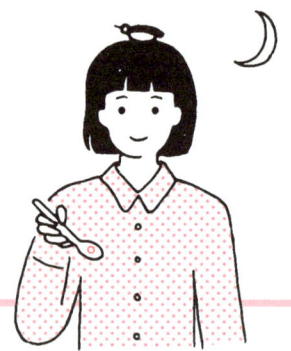

强化身体的力量

顺势疗法，是18世纪由德国医师塞缪尔·哈内曼（Samuel Hahnemann）所发明的疗法。这个疗法是基于

顺势疗法制剂的服用方法

顺势疗法
最好由专业的医生开顺势疗法的制剂。

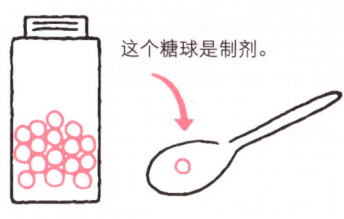

这个糖球是制剂。

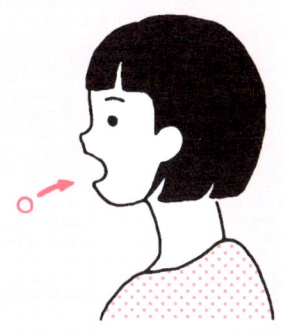

① 服用前后的 20 分钟不进食。服用时，不直接以手碰触，而是以汤勺等工具拿取。

② 糖球置于舌下，让它自然地溶化。

- 尽量在睡觉前服用，但应急时另当别论。
- 顺势疗法的种类请参考 P.196。

"产生症状的物质，也是祛除该症状的物质"的"以同治同"原则，使用由植物、矿物、昆虫等萃取出能量制成的糖球（制剂）。

例如，由名为"乌头"的花所萃取出的能量的制剂，能有效缓解感冒初期症状、恐惧，以及精神上所受到的冲击。由"颠茄"(belladonna)萃取出的制剂，则是在高温时发挥作用。

先咨询该领域的医生

虽然顺势疗法从科学角度来看还有无法厘清之处，但它能对身心产生某些作用也是事实。通过顺势疗法医学会可获得相关医生的信息，有兴趣的话，可先咨询医生。

恐慌发作时，可使用花精疗法中的急救花精

不安　紧张　恐慌　感受到压力

有益身体的理由

- 花精是从花中萃取能量，由于不是药物，孕妇、银发族和宠物都可安心使用。

- 急救花精（rescue remedy）是花精疗法中最具代表性的。在面临突如其来的压力或冲击等紧急状况时，使用它能让心情平静下来。

- 能舒缓压力，也能调整心理状态，使之平衡。

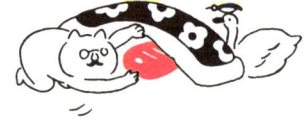

[花精的食用方式]

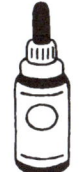

花精很适合用于自我保养。

花精
选用的花精一天要服用 4 次以上，每次 2～6 滴（急救花精为 3～6 滴）。起床后、就寝前一定要服用。

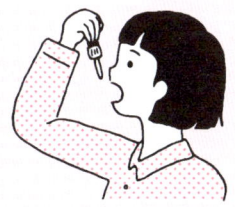

直接滴在舌头上。

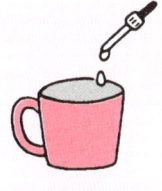

也可以滴入开水或花草茶中慢慢饮用。

— 花精疗法 —
这个疗法是由英国医生爱德华·巴赫（Edward Bach）所发明。他的初衷，是希望从自然界中创造出无副作用与痛苦的药物。此疗法于 1936 年架构完成。

※ 花精的种类请参考 P.198。

花精可治疗负面情绪

　　花精疗法，是使用萃取自植物的精华和能量，是一种主要用于改善精神问题的疗法。萃取自花草等的花精共计 38 种，急救花精则是由其中的圣星百合、樱桃李、岩玫瑰、凤仙花、铁线莲等 5 种调和而成，能有效缓解忽然面临的冲击或不安情绪。急救花精在花精疗法中经常用到，甚至有第 39 种花精之称。

　　花精疗法和顺势疗法很类似，但巴赫博士这项疗法的特征主要是着眼于情绪方面，处方也只限 38 种花精。花精在有些销售疗愈类商品或要求自然的商店中，也能买得到。此外，也有专业的花精咨询师能代为选择适合的花精。

"一物全体"的饮食方式

穴位MEMO：足三里、太白
营养不良 **偏食**

有益身体的理由

- 所谓"一物全体"的饮食方式，指的是完整食用每样食物。以鱼来说，就是从鱼头到鱼尾，全部都要吃掉，如此，包括维生素、矿物质在内，==从一样食物就能摄取到多种营养素。==

- 食物没有丢掉任何一部分，所以==也很环保。==

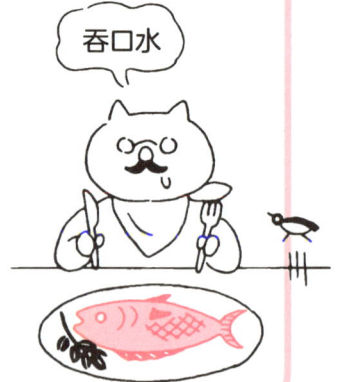

吞口水

在比较长寿的地区，多有吃整条鱼的习惯。

穴位 MEMO 足三里、太白

吃"地产地销"的食物

营养不良　偏食

有益身体的理由

- 所谓"地产地销"，指的是当地生产的蔬菜、捕获的鱼，即在当地消费。这样的 ==食材新鲜、营养价值高==。

- 由于不必运送至外地，取得食材后 ==不使用防腐剂等化学药品==，无须担心。

- 能看到生产食材的人，==吃得安心、有安全感==。

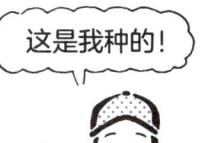

这是我种的！

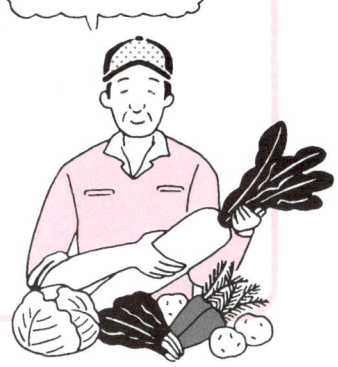

吃当地、当季生产的食物也很重要。

第3章 食 均衡饮食的健康秘诀

食用豆腐、纳豆等大豆制品

减肥　肠胃不适　美肌　偏食

有益身体的理由

- 大豆是"田里的肉"，含有丰富的蛋白质。

- 豆腐、纳豆等加工品，比大豆容易消化、吸收。

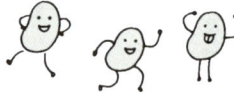
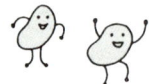

缺乏蛋白质很危险

很多女性对脂肪退避三舍，于是选择不吃肉，但如果以为这样会瘦，那就错了。不吃肉，会导致身体易缺乏蛋白质。缺乏蛋白质，肌肉量就会减少，造成基础代谢下降、身体不易燃烧脂肪，反而变成很难瘦的体质。再者，蛋白质关系到胶原蛋白的生成，与皮肤弹性紧密相关。所以，不吃肉对美容养颜可是一大伤害。

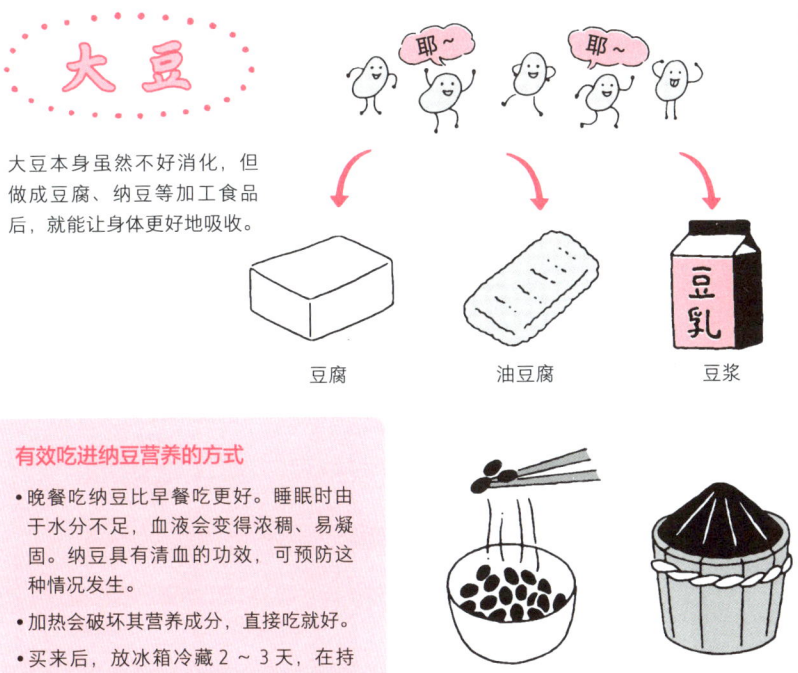

大豆本身虽然不好消化，但做成豆腐、纳豆等加工食品后，就能让身体更好地吸收。

豆腐　　油豆腐　　豆浆

有效吃进纳豆营养的方式
- 晚餐吃纳豆比早餐吃更好。睡眠时由于水分不足，血液会变得浓稠、易凝固。纳豆具有清血的功效，可预防这种情况发生。
- 加热会破坏其营养成分，直接吃就好。
- 买来后，放冰箱冷藏2～3天，在持续发酵下，纳豆所含的有效成分还会再增加。

纳豆　　味噌

穴位MEMO　耳穴的胃区、内庭

大豆的营养价值高，是非常好的食物

如果真的不喜欢吃肉，可通过有"田里的肉"之称的大豆来摄取蛋白质。一般来说，植物性蛋白质比不上肉或蛋的营养价值，但大豆却含有足以与之匹敌的优质蛋白质。大豆本身虽然不好消化，但只要做成加工食品，就变成可有效摄取蛋白质的食品，例如纳豆和豆腐的消化率都在90%以上。

摄取黑色食物

免疫力差　慢性疲劳　抗老　美肌　贫血　偏食

有益身体的理由

- 精制加工过的食物，同时会失去重要的营养素，只有接近原形的深色食物，营养价值才比较丰富。

- 从中医观点来看，黑色食物能让作为青春之源的肾脏运作得更好。

- 黑色食物所含的花青素有抗氧化效果。

食用黑色食物保持青春美丽

将食物以颜色分类，是基于中医理论建构出的食疗思维。即人体中的肝、心、脾、肺、肾等五脏，可通过摄取青、红、黄、白、黑等五色食物以提高功能。

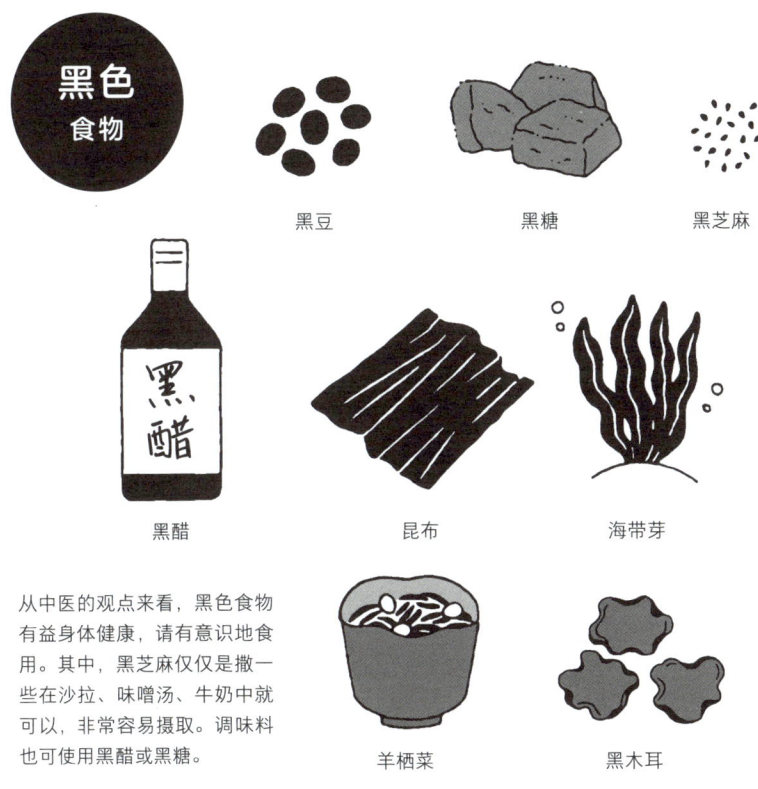

从中医的观点来看，黑色食物有益身体健康，请有意识地食用。其中，黑芝麻仅仅是撒一些在沙拉、味噌汤、牛奶中就可以，非常容易摄取。调味料也可使用黑醋或黑糖。

中医认为肾脏主司泌尿器官和生殖器官，是储存生命力的脏器。肾弱，皮肤会失去光泽，身体易疲倦，外表看起来会比实际年龄老，因此女性要注意肾脏的保养。黑色食物则能提高肾脏功能，防止老化，滋养强壮。

事实上，黑色食物含有丰富的花青素和多酚类等抗氧化物质。蓝莓也含有这个能有效消除眼睛疲劳而为人所知的成分。因为花青素有很强的抗氧化效果，所以能有效防止老化。不论从中医或西医的观点来看，女性都应该多摄取黑色食物。

多吃肉

慢性疲劳｜皮肤粗糙｜贫血｜抑郁｜减肥

有益身体的理由

- <mark>肉是营养的宝库</mark>，除了含有蛋白质外，牛肉所含的铁质、猪肉所含的维生素 B 族、鸡肉所含的维生素 A 和胶原蛋白都很丰富。

- 吃肉并不会胖，优质蛋白质能让身体长肌肉、提升代谢，<mark>变成易瘦体质</mark>。

食用肉类好处多多

肉类含有容易吸收的优质蛋白质和维生素，是营养的宝库。构成蛋白质的氨基酸担负许多任务，尤其值得注意的是有抗抑郁效果的苯丙氨酸。<mark>如果你觉得"最近心情不太好"</mark>，是不是因为你这阵子只吃蔬菜呢？请调整饮食搭配，要适当地摄取肉类。

三大主要肉类的营养效果

牛肉	猪肉	鸡肉
哞～哞～	哼哼	喔喔喔～
蛋白质、血红素铁、锌	**蛋白质、维生素 B_1、维生素 B_2**	**蛋白质、维生素 A、胶原蛋白**
牛肉中的氨基酸含量均衡,是人体制造肌肉和骨骼所必需的。此外,还有身体容易吸收的血红素铁,可改善贫血与疲劳。	猪肉的维生素 B_1 含量,是牛肉和鸡肉的 5～10 倍,在人体制造肌肉和骨骼所必须的能量代谢及消除疲劳上有绝佳效果。	鸡肉比牛肉和猪肉更易消化,含有丰富的维生素 A,有助美肌。鸡皮、鸡骨的周围则含有丰富的胶原蛋白,能提升肌肤弹性、保持肌肤年轻。

穴位 MEMO 太冲、隐白

不知道吃什么肉,就选猪肉

女性可以多吃猪肉。猪肉的维生素 B 族含量丰富,有助于消除疲劳,关系到皮肤和黏膜的健康。感觉疲劳,皮肤粗糙、有点小状况,或是出现口腔炎时,请多吃猪肉。尤其小里脊肉中的维生素 B_1 含量丰富,怕吃肥肉的人也能轻松吃下。

使用猪肉做炖煮类菜肴时,由于维生素 B 族为水溶性,在烹煮的过程中很容易流失,因此可连同汤汁一起食用。

避免购买已切好的蔬菜

穴位MEMO：足三里、太白
营养不良　偏食

有益身体的理由

- 切好的蔬菜为了保存，可能会使用含氯的杀菌剂或食品添加剂。

- 维生素C或钾等水溶性营养素可能会从蔬菜的切面流失。

蔬菜要购买完整没处理过的，再自己切。

不要吃太多水果

限制碳水化合物的摄取 | 体寒 | 减肥

穴位MEMO：上脘、中脘、下脘

有益身体的理由

- 水果所含的碳水化合物比想象中的多，不宜摄取过量。一根香蕉就含有28.2克的碳水化合物，相当于七颗左右的方糖。

- 原产自热带的水果，多数会造成体寒。

碳水化合物含量较少的水果

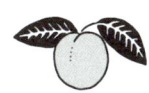
杏

树莓

草莓

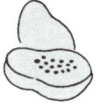
木瓜

此外，鳄梨、葡萄柚、蓝莓等碳水化合物的含量也较少。要吃水果，请尽量选择以上这些。

零食要选择坚果类

限制碳水化合物的摄取　减肥　便秘　美肌　偏食

有益身体的理由

- 碳水化合物含量少，并含有丰富的蛋白质、维生素、矿物质等，整体营养价值较高。

- 坚果所含的脂肪，是有益身体的不饱和脂肪酸，能减少身体中的坏胆固醇。

- 含丰富的食物纤维，有助排便顺畅。

坚果的最佳选择是核桃

杏仁、无花果、核桃等坚果的成分，有 50%～60% 是脂肪。这个数字会让人有点不敢吃，但坚果所含的脂肪，是有益身体的不饱和脂肪酸，即能减少坏胆固醇、可预防糖尿病的 ω-3 脂肪酸。

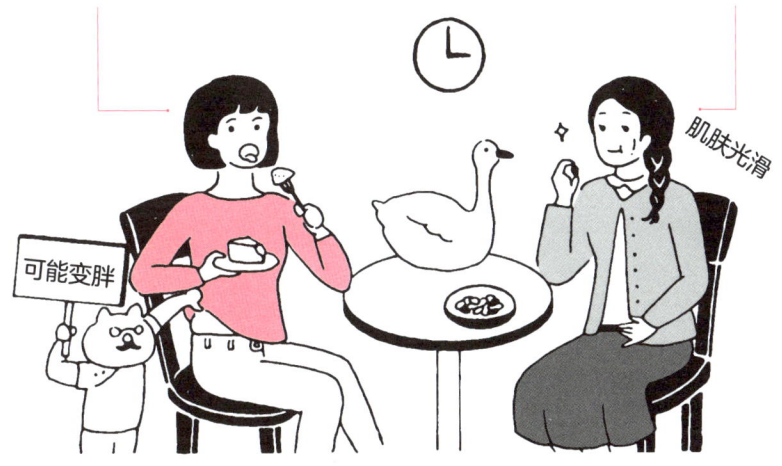

坚果的挑选方式

- 选择无盐的。
- 多吃几种坚果，能摄取均衡的营养素。
- 不知道该吃哪种时，就吃核桃。

　　<u>含有最理想脂肪酸的坚果，则是核桃</u>。核桃除了有优质脂肪外，还有食物纤维、蛋白质、维生素、矿物质等有益身体的多种营养素。和其他坚果不同，烘烤过后，营养价值还会提升。

　　不要把甜食当作零食，而是改吃营养价值高的核桃或杏仁吧。需要注意的是，坚果吃太多容易长青春痘或变胖。以核桃来说，一天最好吃25 克。

穴位MEMO 支沟

便秘　美肌　偏食

根菜类和海藻，有助于消除便秘

有益身体的理由

- 根菜类含有丰富的食物纤维，有助于消除便秘。但由于它们是不溶性的食物纤维，所以要和水分一起摄取。

- 海藻是水溶性的食物纤维，能软化粪便使之容易排出。

- 摄取食物纤维的最佳比例是"不溶性：水溶性为 2:1"。

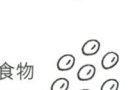
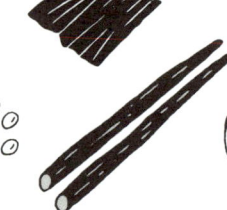
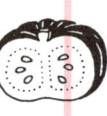

含有丰富的水溶性食物纤维的食物有：海带芽、昆布等

含有丰富的不溶性食物纤维的食物有：豆类、牛蒡、南瓜、菇类等

喝滑子菇或金针菇煮的味噌汤

肠胃不适　便秘　防癌　偏食

有益身体的理由

- 滑子菇和金针菇富含丰富的食物纤维，能消除便秘、防癌和抗癌。

- 味噌是发酵食品，能调整肠道环境。温热的汤汁也不会给肠胃造成负担。

- 由于加水煮成，所以食物流出的营养素也能从汤汁中摄取。

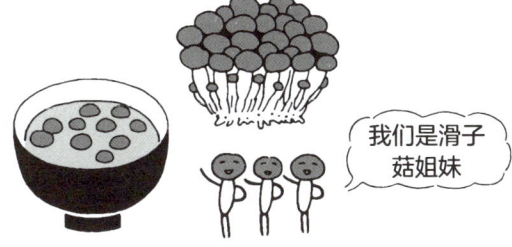

我们是滑子菇姐妹

头痛

头痛时，不吃巧克力、奶酪、不喝红酒

有益身体的理由

- 巧克力、红酒、奶酪所含的酪胺（Tyramine）会造成血管收缩，诱发偏头痛。避免摄取含酪胺的食物，可预防头痛。

避免食用含有酪胺与多酚的食物

头痛的症状和起因有很多。这里所说的头痛，不是由脑瘤或蛛网膜下腔出血引发的急性头痛，而是慢性头痛。

慢性头痛可分两种，一种是偏头痛，为脑血管扩张引发的头痛；另一种是紧张性头痛，是因头部周围的肌肉紧张造成的疼痛。尤其是偏头痛，发作是有诱因的。或是阳光，或是香水味道，虽然可能每次都不一样，但由食物引发头痛的情况也很多。

避免头痛的方法

作息规律
周末不赖床。再者，睡眠不足也会引发头痛，请保持规律的生活作息。

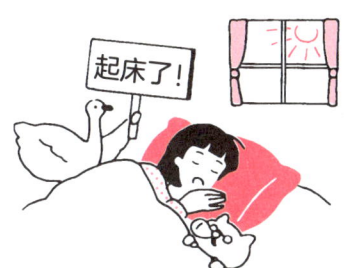

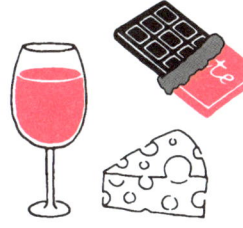

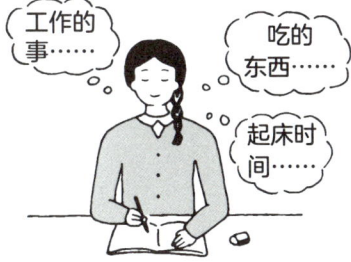

不吃会诱发头痛的食物
避开巧克力、红酒、奶酪等会引发头痛的食物。另外，酒精会造成血管扩张，使头痛加剧，须留意。

写头痛日记
将"哪一天、什么时候、什么样的头痛"记录下来，以了解在什么情境下会头痛。知道头痛发作的时机，就能设法避免。

尤其是巧克力、红酒和奶酪，由于含有使血管收缩的酪胺，可能诱发头痛或使之恶化。请依自己当天的身体情况，决定要不要吃这些食物。

头痛时，请阻断光线或造成头痛的诱因，在阴暗、安静的地方躺着休息。

穴位MEMO：足临泣、太阳

皮肤松弛是由于缺乏蛋白质

穴位MEMO：地仓、迎香、百会

皱纹　皮肤松弛　美肌

有益身体的理由

- **蛋白质是肌肉形成的重要营养素**，一旦不足，皮肤就会缺乏弹性。

- **胶原蛋白也是蛋白质的一种**，缺少的话，会造成皱纹和皮肤松弛。身体要合成胶原蛋白需要维生素C，请勤加补充。

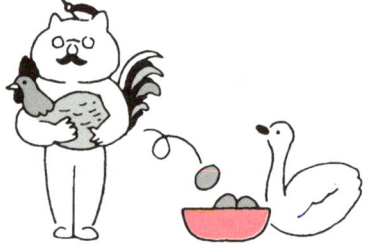

可补充含高蛋白质的鸡蛋。

穴位MEMO: 丰隆、阳陵泉

关节痛 / 四肢发麻 / 体寒

关节疼痛时，要避免吃茄科蔬菜

有益身体的理由

- 茄科蔬菜所含的<mark>生物碱会引发关节痛或四肢发麻</mark>。

- 从中医观点来看，茄科蔬菜会造成体寒。

- 日本有"秋茄不给媳妇吃"这样的俗语。

※ 这句日本俗语的意思是，秋茄会致使体寒、不易受孕，所以不宜给媳妇吃。

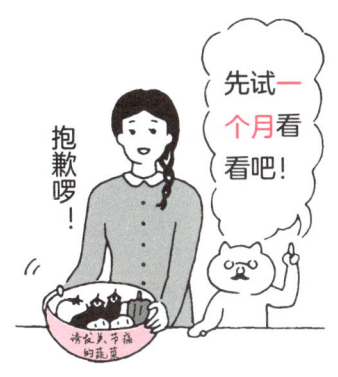

代表性的茄科蔬菜有茄子、番茄、土豆、青椒、红辣椒等。

第3章 食 均衡饮食的健康秘诀

使用初榨橄榄油

动脉硬化　心肌梗死　抗老

有益身体的理由

- 橄榄油所含的油酸，可降低坏胆固醇，因此 能预防动脉硬化、心肌梗死。事实上，以橄榄油为主要用油的地中海沿岸国家的居民，因心脏疾病去世的比率很低。

初榨橄榄油是尚未经过化学处理、直接从果实榨出来的油，风味绝佳，适合直接使用。

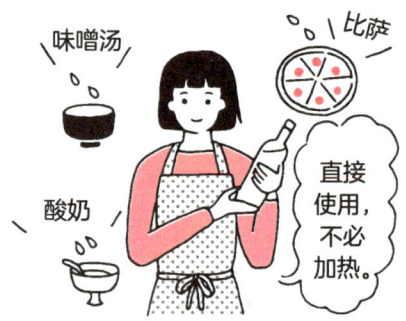

使用 ω-3 家族的亚麻籽油和荏胡麻油

动脉硬化 ｜ 心肌梗死 ｜ 抗老

穴位MEMO：合谷、血海、太冲

有益身体的理由

- 亚麻籽油和荏胡麻油，含有 ω-3 家族不饱和脂肪酸的 α-亚麻酸。α-亚麻酸能改善血流运行、预防血栓，让血液变得清澈。

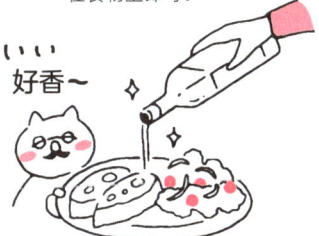

不耐热，直接淋在食物上即可。

好香～

用动物奶油取代人造奶油

动脉硬化 **心肌梗死**

有益身体的理由

- 人造奶油所含的 ==人工反式脂肪酸，会增加坏胆固醇==。

- 换成动物奶油，可 ==避免因动脉硬化造成的心脏疾病==。

- 加工食品中，都可能会使用人造奶油或酥油。==请确认食品配料表，尽可能避免==。

不要被"植物性"的字眼给骗了

一说到"植物性"，就会让人误以为一定对身体有益，但"植物性油脂"是完全相反的。人造奶油，原本是用来替代价格昂贵的动物奶油。动物奶油来自天然的动物性脂肪，人造奶油则是植物性脂肪添加氢制作而成的人工油脂。由于成本低廉，因此多用于食品中，但植物性脂肪所含的反式脂肪酸会增加体内的坏胆固醇，提高由动脉硬化造成

如何避开反式脂肪?

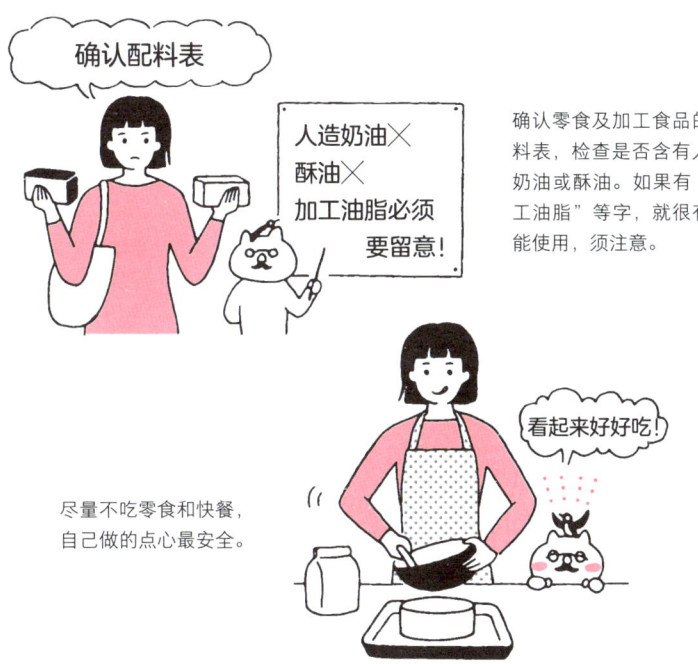

很多国家目前都在禁用反式脂肪酸,美国从2018年起禁止将其使用于食品中。相较之下,日本的反应未免有点太慢了。

另外还要注意的是酥油。外面卖的炸薯条,如果放凉后还保有酥脆口感,就可以怀疑使用了酥油。尤其食用快餐以及零食要特别留意。

痛经 — 穴位MEMO 关元

生理期谢绝巧克力、奶酪、咖啡

有益身体的理由

- 生理期要**避免食用含酪胺的食物**，以免造成血管及子宫收缩。

- **咖啡因会导致体寒**，生理期尤其要避免身体变冷，所以不宜食用。

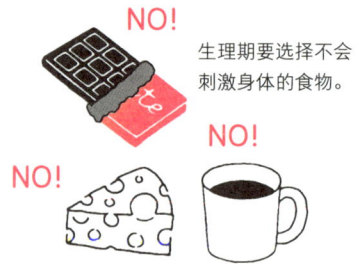

生理期要选择不会刺激身体的食物。

| 体寒 | 肠胃不适 | 放松 | 排毒 |

刚尝试喝花草茶的人，可从洋甘菊茶和薄荷茶开始

穴位MEMO：神门

有益身体的理由

- 咖啡因利尿，会让身体排出水分而变冷。花草茶不含咖啡因，最适合预防体寒。

- 没喝过花草茶的人，喝洋甘菊、薄荷等复方花草茶会比较习惯，加入柠檬或蜂蜜，喝起来更顺口。

如果这两种花草茶喝不习惯，就另外选择自己喜欢且喝起来顺口的香气和口味。

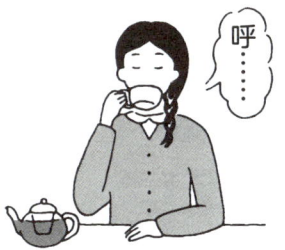

饮用水尽量选择矿泉水

便秘　动脉硬化

有益身体的理由

- 自来水中所含的氢，是引起身体不适的原因。

- 属于硬水的矿泉水，含有许多日本人普遍缺乏的矿物质。

- 硬水中也含有镁，能有效改善便秘。

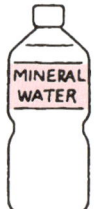

矿泉水的种类很多

水的硬度，由钙和镁的含量所决定，每升的含量低于 100 毫克为软水、101 ~ 300 毫克为中硬水、301 毫克以上为硬水。日本的水源含较少矿物质，几乎都是软水。

看懂矿泉水的标签

❶ 品名：天然矿泉水
❷ 原料名：水（矿泉水）
❸ 原产国：○○
❹ 采水地：○○
❺ 杀菌方法：无杀（除）菌
❻ 有限期限：请见包装

❼ 营养成分（每100 mL）
　钠　　0.94 mg
　钙　　46.8 mg
　镁　　7.45 mg
　钾　　0.28 mg

❽ 硬度　约1468 mg / ℓ（硬水）
❾ pH 值　7.4

❷ 标明原料是哪种水。

❸ 标明制造国。

❹ 水的取用来源。

❺ 主要杀菌方式为加热杀菌、臭氧杀菌和紫外线杀菌。产自欧洲国家的矿泉水多半未经杀菌。

❻ 在未开封下可维持保质期。

❼ 水中的成分与含量，几乎都是这四种。

❽ 镁和钙的含量。一般来说，数值越低口感越好，越高则表示矿物质越丰富。一般分为软水、中硬水和硬水。

❾ pH 值 / 酸碱性
标明水质比较趋近酸性或碱性。7.0 以下 = 酸性，7.0 = 中性，7.1 以上 = 碱性。

❶
• 品名 / 商品种类

• 天然水
取用特定水源的地下水，经沉淀、过滤、加热杀菌而成。

• 天然矿泉水
取用特定水源的地下水，其中含矿物质成分，只经过沉淀、过滤、加热杀菌而成。

• 矿泉水
取用特定水源的地下水，其中含矿物质成分，除了沉淀、过滤、加热杀菌，另外还经过混合天然水、调整矿物质成分、曝气（在水中加入空气）等处理。

• 瓶装水
可饮用的水，装瓶而成。

　　矿泉水中含有钙、镁、钠、钾等矿物质。由于日本人普遍缺乏矿物质，尽量多喝硬度较高的水，但有些人会觉得这种水喝起来口感不佳。那也不必勉强，而是多听听身体的声音再做选择。

　　也可以根据身体状况选择矿泉水的种类。早上喝含镁量丰富的水可促进排便，如果水中加有碳酸，则能消除疲劳、促进血流顺畅，也能有效改善体寒。

　　一天所需的饮水量为 1.5 升，夏季或是大量流汗时，一天就应该喝到 2 升。

记录自己吃的食物

限制碳水化合物的摄取　过敏　减肥　偏食

> **有益身体的理由**
>
> - 记录每餐吃的食物并客观检查，<mark>可借此察觉营养是否均衡。</mark>
>
> - <mark>食物也可能是引发身体不适及过敏的原因</mark>，做记录能有助于改善和预防。
>
> - 将碳水化合物的摄取量也记录下来，<mark>就能察觉到自己是否出现暴饮暴食的情况，有助于减肥。</mark>

可借此调整饮食

把每天吃了什么记录下来，之后若要检查和调整饮食就很方便，可借此了解自己什么吃太多、什么吃太少，有何问题。比方说，如果是"早餐：白饭和味噌汤，午餐：

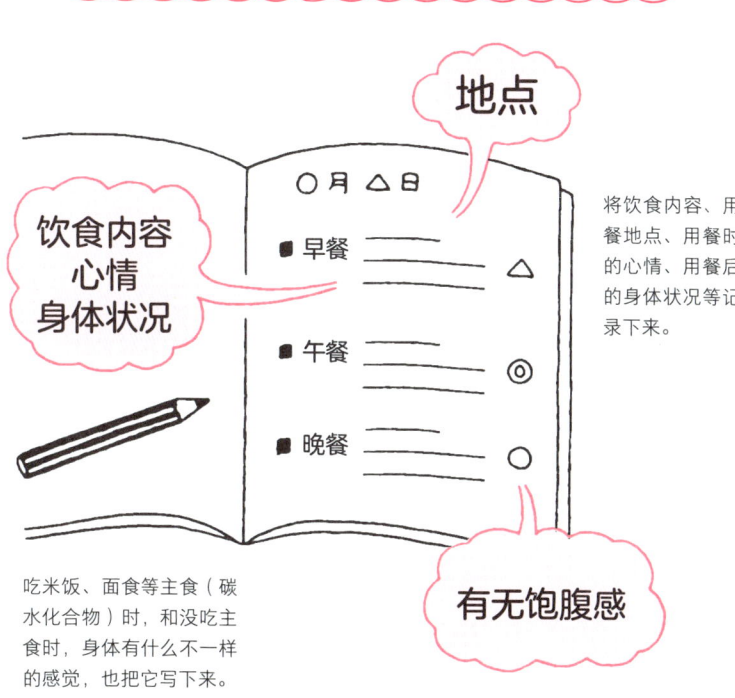

肉酱意大利面，晚餐：豚骨拉面"，就会发现自己的饮食偏重碳水化合物，而且还会意识到不能只吃主食，也要加些肉类或蔬菜。再者，如果饭后经常出现过敏或身体不适，要想找出引发身体不适的食物时，做记录也很重要。

做记录时，除了饮食内容外，也要记下用餐地点、用餐时的心情等。如果发现自己总是在某家店买甜点，就注意避免经过那家店。再者，要是知道自己会在压力下暴饮暴食，就要记住用其他方式纾压，而不是大吃大喝。想搞清楚暴饮暴食的原因，做饮食记录对此非常有帮助。

吃一口食物要嚼三十下

美肌 **小脸** **肠胃不适** **减肥**

> **有益身体的理由**
>
> - 充分咀嚼会让大脑产生"已经吃了很多"的错觉，==产生饱腹感==。
>
> - 充分咀嚼，会将碳水化合物和淀粉分解为身体容易吸收的形式，==不会对肠胃造成负担==。
>
> - ==脸部肌肉也能得以运动，变得紧实==。

充分咀嚼能分泌出有益美容的唾液成分

或许是因为口感柔软的食品变多，据说现代人咀嚼的次数越来越少。请试着在用餐时边咀嚼边数，每一口都嚼三十下。是不是没有你想象中的那么花费时间？你就可以知道自己平常吃饭时，是多么地没有好好咀嚼。==只要充分咀嚼，少量食物就能带来满足感==，所以也有减肥之效。

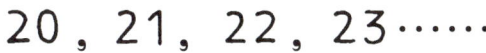
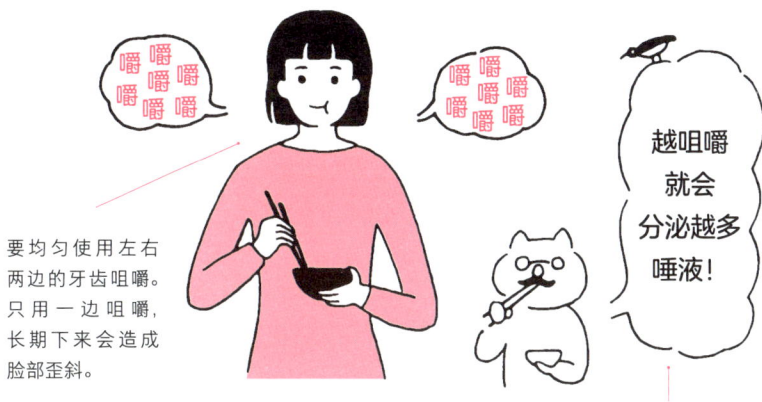

充分咀嚼，口中会大量分泌唾液，其中也含具有美容功效的成分。一个是腮腺分泌的唾液中所含的"腮腺素"。腮腺素是治疗白内障和更年期综合征的药物会使用的成分，也能预防黑斑和皱纹。另一个成分是表皮生长因子（EGF），它是一种蛋白质，能促进皮肤细胞再生。

进食时，每一口最少咀嚼三十下，希望有显著效果的话，则可以咀嚼五十下以上。多次咀嚼还能运动脸部肌肉，消除皱纹、紧致皮肤，脸也会变小。

限制碳水化合物的摄取｜减肥

用餐的顺序应该是：蔬菜→其他配菜→主食

> **有益身体的理由**
>
> ● 还没吃含大量碳水化合物的主食前已经觉得饱了。如此能减少主食的摄取量，有助于减肥。
>
> ● 蔬菜所含的食物纤维能减缓碳水化合物、脂肪、胆固醇的消化吸收。这种进食顺序相较于从主食开始吃的吃法，能更有效地避免血糖值急速上升。

将主食放在最后可避免血糖值上升

空腹时，如果先吃含有高碳水化合物的主食（米饭、面条等），血糖值就会急速飙升，这是造成肥胖的元凶。要想避免这种情况，就不要先吃主食，而是先吃沙拉或炖菜等蔬菜类。蔬菜的食物纤维会慢慢吸收碳水化合物，因此能避免血糖值急速上升。吃完蔬菜后，餐桌上如果有不含

用餐要注意顺序！

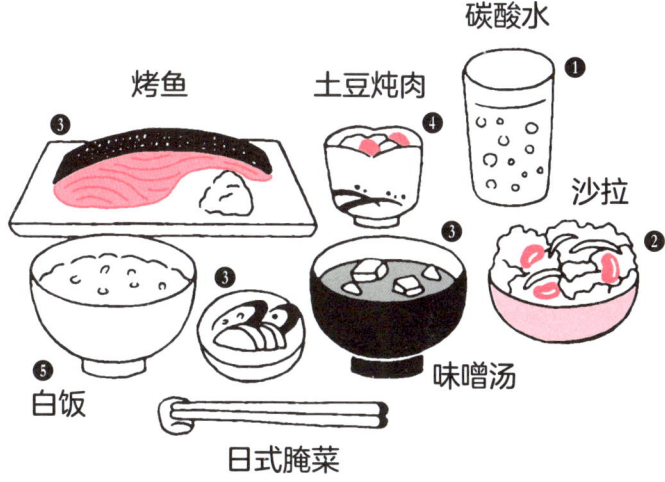

❶ 先喝碳酸水，能产生饱腹感，避免吃太多。

❷ 吃蔬菜。食物纤维能避免血糖值急速上升。

❸ 吃完蔬菜再吃烤鱼、味噌汤、日式腌菜等喜欢的配菜。

❹ 薯类和根菜类等碳水化合物含量高的，吃法要与主食一样，最后再吃。

❺ 最后吃主食，不必勉强自己一定要吃完。在外用餐时，可请店家减少饭量。

碳水化合物的配菜，可以尽量吃自己喜欢吃的。最好是吃肉或鱼以摄取优质蛋白质。

按照这个顺序吃，就会变成"最后的米饭会吃不完"，这样就对了。虽然是主食，但没有人规定一定要吃很多才可以。也可以在盛饭或点餐时就直接将饭量减半。

要特别注意的是薯类的配菜。由于红薯、土豆等含大量碳水化合物，请跟主食一样留到最后再吃。

试着在内心实况转播用餐过程

减肥 | 肠胃不适 | 自主神经功能紊乱 | 注意力不集中

有益身体的理由

- 这么做能将注意力放在用餐上，可好好地品尝食物的滋味，味觉也会变得敏锐。

- 吃饭速度变慢，就不会有吃太快或吃太多的问题。

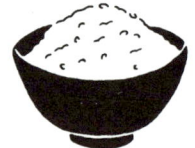

专心用餐能带来健康

你是不是经常边吃东西边做事？例如，上网、看书、看电视，又或者是边工作边进食。这种吃法自然无法充分咀嚼，只是机械式地将食物送进口中，实在对健康无益。

先试着在吃米饭时这么做

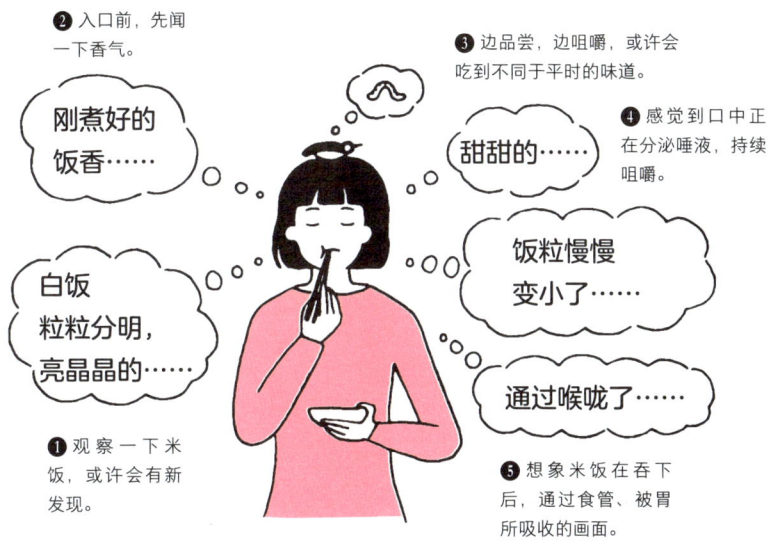

先从一餐开始，吃饭的同时，在内心实况转播自己吃饭的过程。

"味噌汤好香""夹了块日式腌菜送进口中，口感好脆"，就像这样请在内心确认每个动作，用五感来进食，体会吃进口中的食物变成自己的骨头和肉的感觉。多花点时间用餐，就能获得较大的满足感，也能避免吃太多。也有人因此改善了挑食的习惯，觉得食物变得更美味了。最重要的是，心情能平静下来。

进食是生存不可或缺的一环，请多花时间用心面对。

穴位MEMO: 上脘、下脘

打嗝 | 放屁 | 胀气 | 注意力不集中

经常打嗝或放屁,或是边吃边说,就要避免吃太快

有益身体的理由

- 经常打嗝或放屁,有可能是因为用餐时 ==吃进了多余的空气==。

- 慢慢进食、专注用餐,就不会把空气一起吃进肚子里了。

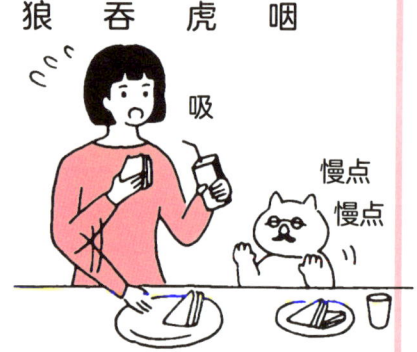

穴位 MEMO 太冲

眼睛疲劳 视力变差

眼睛疲劳可吃蓝莓

有益身体的理由

- 蓝莓所含的多酚和花青素，能有效消除眼睛疲劳。

- 摄取后能发挥 2～4 小时效果。由于无法持续，所以最好通过营养品每天补充。

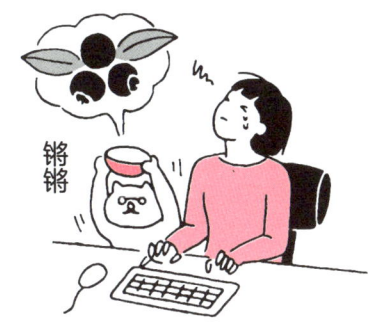

白天使用电子产品的人，要服用有益眼睛的营养品。

第 3 章 食 均衡饮食的健康秘诀

没有食欲就不要勉强进食

食欲不振　肠胃不适　胀气　慢性疲劳

有益身体的理由

- 勉强进食，会造成肠胃压力，==引起消化不良==。

- 吃太多、食量变小等与食欲有关的烦恼，都是身体出状况的征兆。请检查一下自己的身心状态。

没食欲就等到有食欲再吃

提倡自然疗法的德国医学教授约瑟夫·伊塞尔斯（Josef M. Issels）说过："世界上有两位名医，即食欲不振和发热。"这句话的意思是，当吃不下或发热时，表示身体正在靠自己的力量恢复。比如，感冒时食欲不振，是因为身体要保留进食所需耗费的能量，以击退病毒。吃不下，身

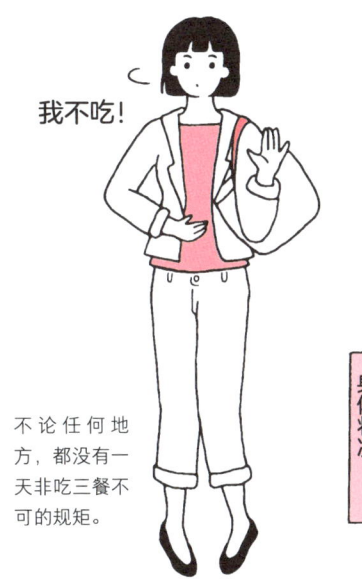
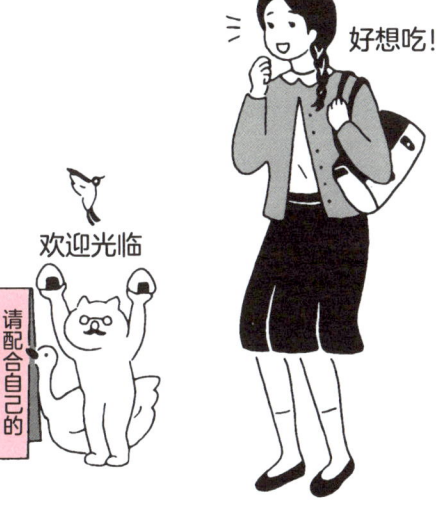

体也会更快恢复正常。"不吃东西就没精神""多少吃一点儿，病才会好得快"，这也算是一种美好的幻想吧。如果觉得"今天比平常疲倦"，不妨试着省略几餐，如此就能发现疲劳感很快会消失不见。

没食欲不必勉强进食，因为那或许是身体传达出的信息：吃不下，是由于肠胃变弱。等待真的有空腹感再吃，也是很重要的事。

尝试短期断食

减肥　排毒　便秘　皮肤粗糙　察觉身体状态

> **有益身体的理由**
>
> - 断食能重整肠道环境、<mark>提升内脏的代谢</mark>，让内脏变得健康。
>
> - 内脏的代谢功能变好，<mark>也能改善皮肤粗糙的问题</mark>。
>
> - <mark>知道食物的可贵</mark>。

重整肠道环境，增加益生菌

在每天持续地进食下，我们的内脏其实已经很疲惫了。你要不要通过短期断食让它休息一下？这么做能重整肠道环境，增加益生菌。也就是说，<u>什么都不吃，反倒能刺激肠道蠕动，提升排泄功能</u>。堆积在体内的老废物质及食物渣滓，会以粪便的形式排出体外，皮肤状况也会变好。

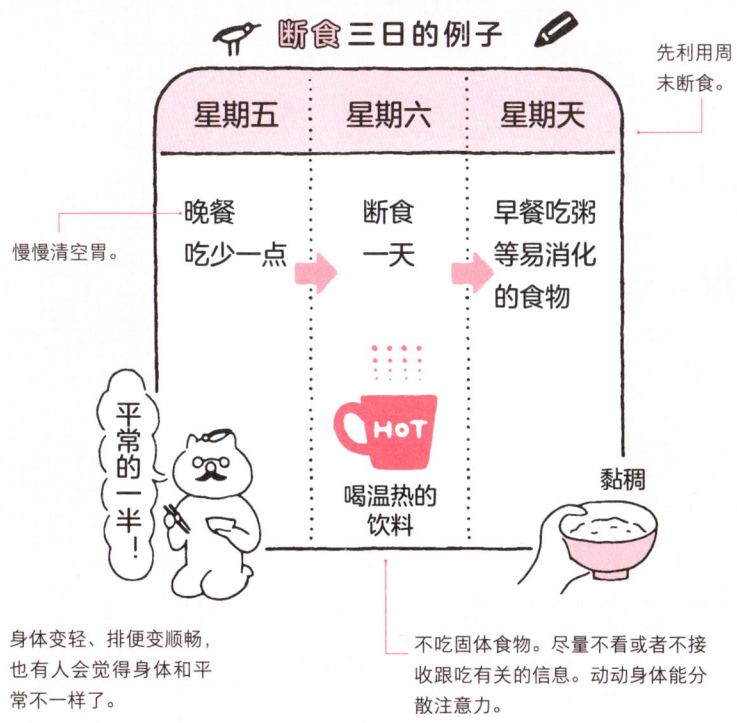

有机会思考饮食的意义

　　断食并不会让人因为肚子饿而没力气活动，反而会感觉身体变得轻盈。再者，除了体内变干净外，也是改变饮食习惯的一个机会，能意识到自己其实受到一些饮食习惯的束缚，例如"每天应该都要吃三餐""一定要从食物中摄取营养"等。另外，味觉和嗅觉也会变得灵敏，更能体会饮食这件事的意义。

运动虽然有益身体健康,但如果每天都是做同样的动作,并没有什么意义,而做各种不同的动作,才能通筋活血。

因此,重点是要清楚地知道,自己平常较少活动哪些身体部位。

本章将介绍工作空档或睡觉前等任何时候都能做的简单动作。

第 4 章 动

改善气血不通的健康秘诀

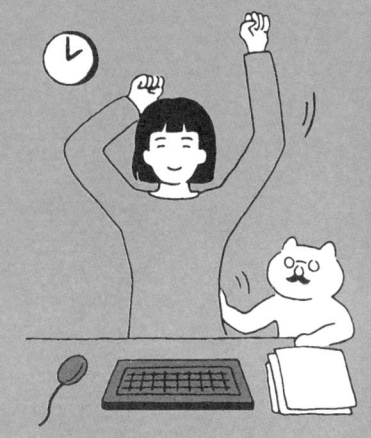

早上晒一晒太阳

自主神经功能紊乱　失眠　抑郁　转换心情

有益身体的理由

- 早上晒一晒太阳，能<mark>让身心进入活动状态</mark>。

- 缓和负面情绪，<mark>提升幸福感</mark>。

- 早上晒过太阳后，晚上身体会分泌有助于睡眠的"褪黑素"，<mark>可以有个好睡眠</mark>。

阳光能调整生理时钟

内脏或血管这些我们无法通过意识去运作的部分，全部都是由自律神经控制。因此，自律神经若失调，就会出现如体寒、食欲不振、失眠、痛经等各种不适症状。当觉得身体状况不太好时，可能是因为自主神经功能紊乱。

如果有自主神经功能紊乱的情况，可先调整一下生理时钟。想调整生理时钟，作息就必须规律，早上起床后还

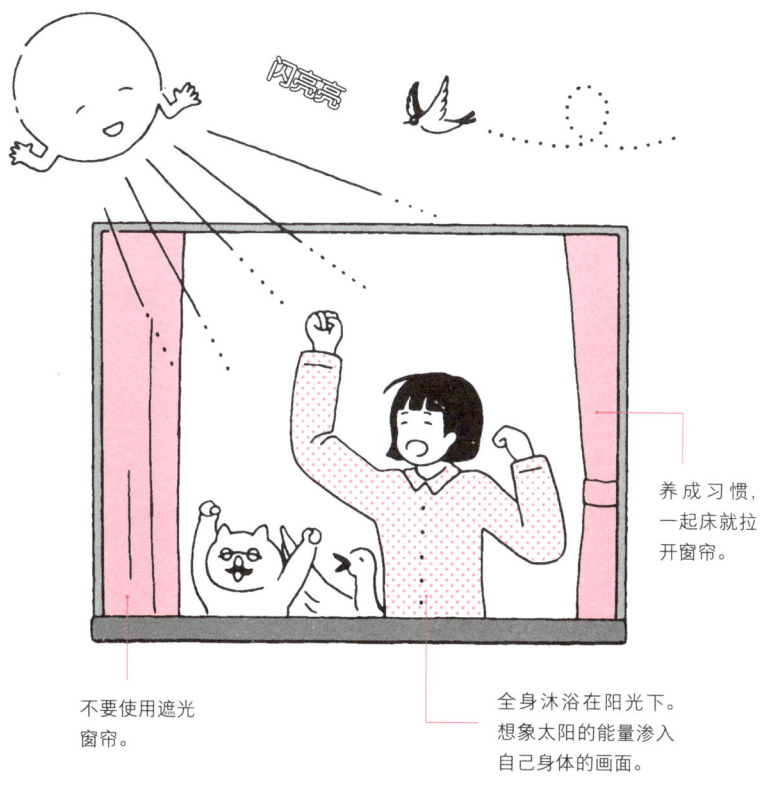

要好好晒一下太阳。起床后晒晒太阳,待夜晚来临时,身体就会分泌帮助睡眠的褪黑素,让身体进入睡眠模式。因为阳光在生理时钟的规律运作上,扮演着十分重要的角色。

必须注意的是,如果用遮光窗帘挡住阳光,就会致使褪黑素分泌的节奏大乱,身体搞不清楚是白天还是夜晚。

健康管理　口臭

每天早上照镜子确认舌头的状态

有益身体的理由

- 舌头的颜色、大小、厚薄、舌苔等都会因身体状态而改变，通过舌头，可了解自己的健康状态。

- 只要每天早上都坚持确认，就能更容易察觉身体状态的改变。

舌苔是口臭的原因

看病时，你是否遇到过医生请你伸出舌头让他确认的情况？这在中医称为"舌诊"，即通过舌头的状态诊断内脏健康与否。舌头的状态可从颜色、大小、厚薄、舌苔来确认，女性要特别留意的则是舌苔。舌苔是食物渣滓和口中细菌堆积所形成，也是口臭的主要原因。

如果舌头表面只有一层薄薄的白色，表示身体健康，但要是如同长出青苔般，出现又厚又密的一层舌苔，或呈

舌头状态检查表

颜色	紫色 → 血液循环差 颜色较淡 → 贫血	穴位 MEMO 合谷、太冲 穴位 MEMO 太冲、膈俞
大小、厚薄	有齿痕 → 水肿、疲劳 小而薄 → 营养不良、水分不足	穴位 MEMO 丰隆、公孙 穴位 MEMO 太白、足三里
舌苔	白色 → 肠胃弱、摄取太多碳水化合物 黄色 → 体内燥热、吃太多、胃炎、感冒	穴位 MEMO 大椎、命门 穴位 MEMO 内庭、曲池、支沟

理想的舌头状态

中医称此为"淡红舌、薄白苔":
- 呈粉红或淡红色。
- 厚薄适中,正中央鼓起,有适度弹性。
- 稍微有点舌苔。

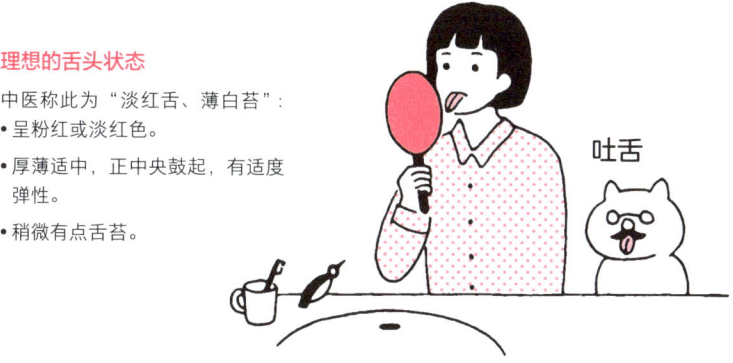

吐舌

黄色,表示身体状态有异。舌苔为白色,表示摄取的碳水化合物太多,导致体寒,须控制碳水化合物的摄取量。舌苔呈黄色,表示胃中积热,请减少食量,让胃休息。

只要注意饮食,舌头的状态就会变好。很在意舌苔的人也可以使用舌刷祛除。为避免伤害舌头黏膜,每天起床时刷一次即可,注意不要伤到舌头。

早上起床后漱口

牙周病　口臭　健康管理

有益身体的理由

- 清除睡觉时口中大量滋生的细菌，==可预防感冒和口臭。==

- 也能简单清除牙周的细菌和齿垢，==预防牙周病。==

睡觉时口中的细菌会繁殖

不是只有从外面回到家或吃完东西后才须漱口。刚起床时，我们的口中也不太干净，必须漱口。

早上起床时，你是不是会觉得嘴里黏黏的，而且有异味？这是由于==睡觉时唾液分泌量减少，造成细菌繁殖==，是任何人都会有的状况。据说我们口中有 100 种甚至 200 种细菌，繁殖后数量更是吓人。

[**正确的漱口方式**]

① 准备一杯清水或温开水。

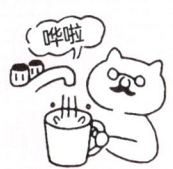

② 含一口清水（温开水），脸朝前方，动动嘴让水在口腔内滚动。

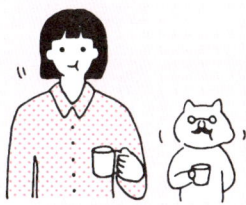

③ 再含一口新的水，脸朝上方，一边发出"啊"的声音一边漱口，并想象清洁喉咙的画面。

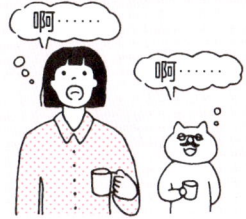

请养成习惯，每天早上在吃早餐或喝东西前，先检查一下舌头（参考P.115）并漱口。

不用漱口水

漱口时使用清水或温开水。身体健康时，不必使用有强烈杀菌效果的漱口水。它不但会刺激喉咙，还会杀死口腔内的益生菌，造成反效果。

每天早上量体温

健康管理 | 生理期问题 | 不孕 | 减肥 | 妇科病 | 情绪不稳定

有益身体的理由

- 监视自己的体温，可确认雌激素是否正常分泌，以掌握容易受孕的期间和生理期来的日子。

- 生理期结束到下次排卵期开始的这段时间，比较容易瘦，量体温可以掌握最适合减肥的时间。

首先要掌握自己的体温

健康女性的体温有高温期和低温期。高温期指的是排卵日到生理期开始的这段时间，低温期是生理期开始到下次排卵日的这段时间。高温期12～14天，与低温期的体温差了0.3～0.5℃。只要持续记录几个月，就能掌握排卵期及生理期开始的日子。

再者，女性的身心状态都会受激素影响，就算现在不打算怀孕，通过测量体温掌握身体变化也很重要。如此也

测量基础体温的正确方法

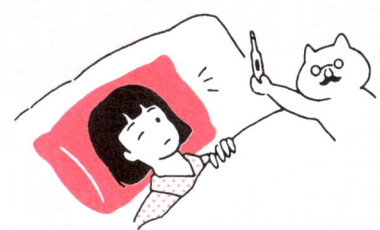

① 晚上睡觉时，先将体温计放在枕边。早上一醒来，就直接量体温。请尽量在固定时间测量，数据才会比较准确。

② 将体温计放入口中，身体保持不动。

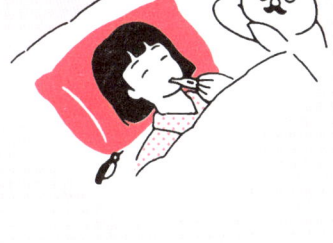

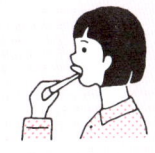 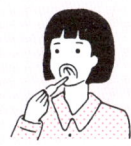

体温计要放在舌下，贴住中间的舌筋。测量时要好好握住体温计，不让它偏移。

③ 确认体温后，记在笔记本等固定的地方。

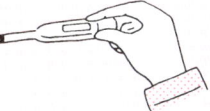

穴位MEMO 肾俞、太溪、志室

能冷静面对情绪的起伏。

低温期是最佳减肥时机

从生理期开始到下次排卵期的低温期，雌激素的分泌量会增加，身体代谢速度变快，因此这时减肥能有明显的效果。相反，从排卵日到生理期开始的高温期，卵巢所分泌的黄体素会让身体为了怀孕做准备，变得容易堆积水分与脂肪，造成水肿，同时体重也会增加。因此，这时的身体代谢慢，减肥也没有明显的效果。

触摸身体，感觉身体

健康管理 / 察觉身体状态

有益身体的理由

- 能察觉自己平时没注意到的身体状况。

- 实际触摸身体，能客观发现有什么问题，例如皮肤比较干、身体有点僵硬等。

- 能在症状恶化前改善。

健康没有标准规则

很多人是不是只要身体不舒服，就会直接去医院或去整脊？虽然把健康交给专家没有错，但我们平时也要了解自己的身体状况。为了了解身体状况，首先要触摸自己的身体。通过触摸能清楚发现哪里有问题，比方说最近变胖了、皮肤很干燥等。持之以恒，自然能察觉身体状况的改变。

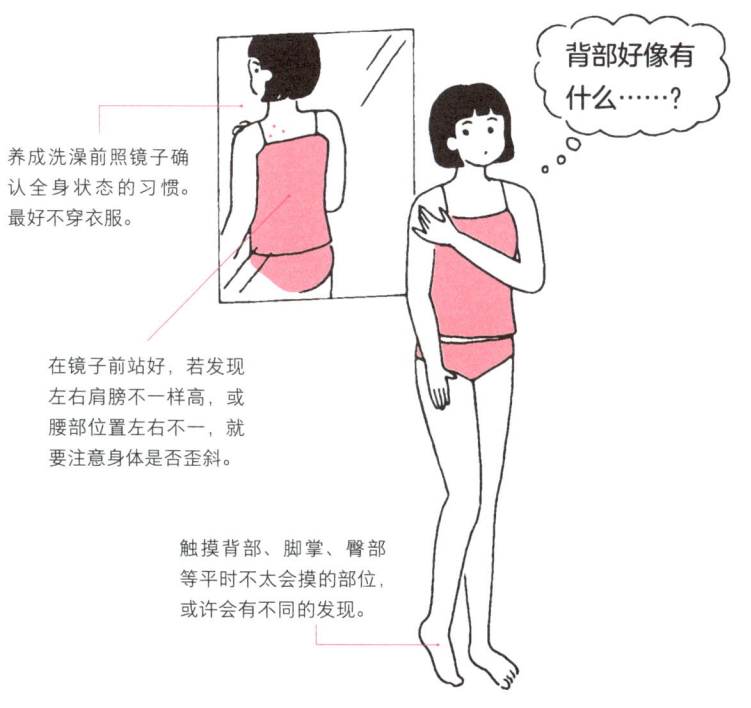

此外，我们很容易拘泥于所谓的规则，例如"要按摩五次""一天必须做三十分钟"等。因为每个人的身体都不一样，所以不应该只是遵循指示，而要重视自己的感觉，比方说"做0次好像比较适合我""今天就至少做十分钟吧"等，想象自己在跟身体对话。

要守护健康，得先靠自己做点什么事，再借助专家之力，如此力量就能提升好几倍。自己的身体自己照顾，这一点很重要。

写健康日记

健康管理 **察觉身体状态**

有益身体的理由

- 通过记录身体的变化，能思考自己过去、现在、未来的健康状况。

- 清楚掌握自己吃的药，可以确认用药的饮食禁忌，以及是否重复服药。

- 看诊时，能告诉医生准确的症状。

比较容易察觉身体发出的信号

疾病不是突然说来就来的，很多时候，在我们没有察觉之际，身体已经在慢慢发生着改变，然后才出现了症状。

要是忽略身体发出的信号，就只能等到身体真的出状况，才会意识到自己之前不该逞强。如果能注意身体发出的信号，例如皮肤变得粗糙、口腔炎、眼睛充血等，也能

留下身体的履历！

穴位MEMO 足三里、合谷

○ **体温**
想要了解身体的生理规律，最好的方法，是 P.119 所介绍的记录基础体温。

○ **身体状态**
以满分一百分来看，自己的状态是几分，把分数写下来。用自己的标准来写即可，也可以记录自己的心理状态。

○ **生理期**
生理期是否规律，是了解身体状况的重要方面。很多时候，头痛或其他不适症状都跟生理期有关（激素失调）。

○ **服用的药**
可以知道自己在什么时间点吃药。吃了什么营养品也要记录下来。

○ **有无排便**
多久没排便才算便秘，没有明确的定义，但最好是每天都排便。也要记录下排便状态。

○ **睡眠状态**
睡得好不好、半夜有没有醒来、有没有熟睡、早上有没有很早就醒来等，记下这些睡眠状况。

○ **有无头痛**
很多人会在某些特定的时间头痛，或是有周期性。如果能掌握头痛发作的倾向，就能预防。

也可以配合自己的身体状况，加入其他项目。

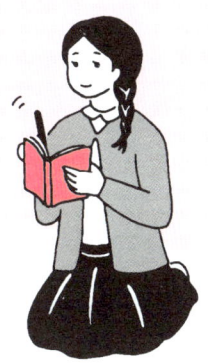

避免症状加重。察觉到身体的警告，就可以尽早对身体好一点，例如保证充足的睡眠、吃得营养等。为达到这个目的，可以在日记或笔记本上记下身心每一天的变化，只是随手简单记下也行。

随着年龄增长，女性会出现所谓"未病的状态"，也就是称不上疾病，但身体的确不太舒服，以及情绪不稳定、有心理问题的情况也会变多。借着记录，留下身心状态的履历，或许可以看出身体不适的原因。

健康管理 | 感受到压力 | 放松

找到喜欢的香味，让它成为自己的伙伴

> **有益身体的理由**
>
> - 闻到喜欢的香味，大脑会释放出 α 波，==让身心得以放松==。
>
> - 利用植物香气的自然疗法"芳香疗法"很不错，==对身心都有疗效==。

香味能联结情绪

仅仅是闻到喜欢的香味，你是不是就会觉得很放松？这是因为香味和情绪有很强的联结。五感中，除了嗅觉以外的其他四种感知，会经过掌管思考和语言的大脑新皮质，也只有从鼻子闻到的嗅觉感知，会直接抵达掌管情感与欲望的大脑边缘系。由于大脑边缘系有调节自律神经、激素及免疫系统的功能，因此，嗅闻香气可纾压，调节自律神经。

芳香疗法中具代表性的精油及其功效

穴位MEMO

通天

花香

薰衣草
感受到压力、失眠、紧张时可使用。
有很好的放松效果，也有抗菌、杀菌之效。

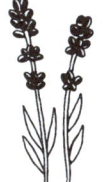

有清凉感的草本香气

迷迭香
想集中注意力时可使用。
有提升记忆力的效果，也能保养肌肤。

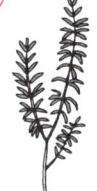

清爽果香

葡萄柚
无精打采时，
想提神时可使用。
可改善水肿，帮助燃烧脂肪。

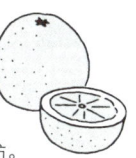

甜香

甜橙
觉得沮丧或寂寞时可使用。
有帮助肠胃蠕动的作用，也可以让血液循环变好。

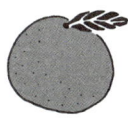

⚠️ **CAUTION！**

- 精油原液不可直接涂抹在肌肤上，要稀释后才能使用。例如，按摩油 5 mL 加 1 滴精油。
- 精油要保存于阴凉处。
- 遵守保质期限。
- 若使用柠檬或佛手柑等柑橘类精油于皮肤，再接触紫外线，可能会引起发炎，须留意。
- 敏感性皮肤者、孕妇或正在喂母乳的女性、有疾病的人，使用前要咨询医生。

清新的香气

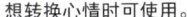

柠檬
想转换心情时可使用。
便秘、消化不良时也能使用，也有杀菌效果。

※ 其他常见精油，可参考 P.193。

　　要寻找喜欢的香气，建议试试以植物为本的芳香疗法，而不是从香水里找。这不只是因为植物香气有益身心，还因为芳香疗法对疾病、外伤、失眠、抑郁等多种症状都有帮助，也是**临床上实际使用的疗法**。

　　芳香疗法依植物种类不同，效果也不一样。例如，就算薰衣草有助睡眠，如果你不喜欢它的香气那也没用。要想有效果，必须找到自己喜欢的味道。

一天做一次拜日式瑜伽

缺少运动　肩膀僵硬　背部僵硬　水肿　体寒　转换心情　抑郁

有益身体的理由

- 拜日式是瑜伽动作，整套做完也有一定的运动量，能让身体温暖起来。

- 尤其是一早就做，能让全身血液循环变好，心情愉快地迎接每一天。

- 神清气爽，心态变得积极。

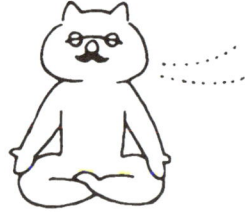

穴位MEMO 百会

重复①～⑨的动作

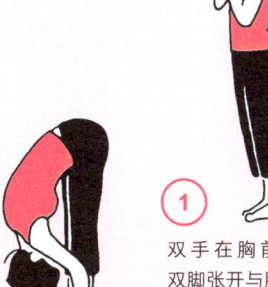

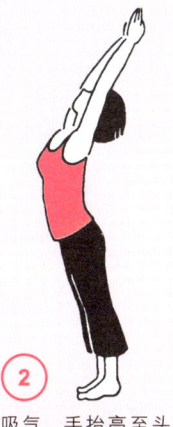

① 双手在胸前合掌，双脚张开与腰同宽。

② 吸气，手抬高至头部上方。将身体往上提，上半身后仰，视线朝上。

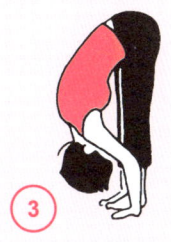

③ 吐气，上半身前屈，脖子、肩膀、腰部都不要用力。

⑨ 同动作③，再回到动作①。

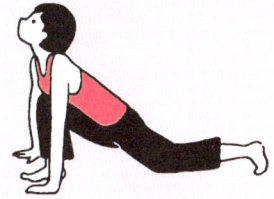

sun salutation
拜日式

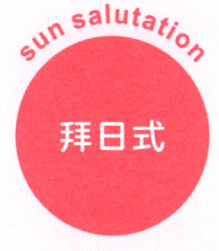

拜日式是瑜伽动作，有感谢太阳之意。最好每天早上都做，心情愉快地让身体苏醒。

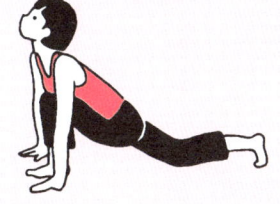

⑧ 吸气，右膝前弯，视线朝上。

④ 吸气，左膝前弯，右脚往后拉，视线朝上。

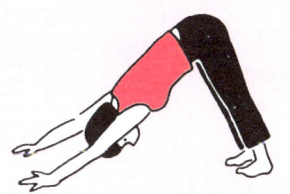

⑦ 吐气，臀部往上提，然后保持这个姿势，做几次呼吸。

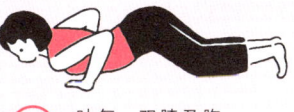

⑤ 吐气，双膝及胸部贴地。

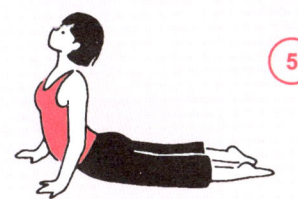

⑥ 吐气，抬起上半身。

第4章 动 改善气血不通的健康秘诀

伸展侧腹

缺少运动 **排毒** **体寒**

有益身体的理由

- 让僵硬的身体两侧变松软，帮助身体排毒。

- 刺激侧腹，腰部会变得紧实。

[瑜伽的三角式]

左边也是同样的做法。

右手朝向地板，左手朝天花板延伸。

吐气，上半身向右弯曲，感觉到侧腹的伸展。

双脚张开，左脚尖朝向斜前方。

三角形

右脚尖转向右侧。

伸展大腿前侧

缺少运动 | 体寒 | 水肿 | 排毒

穴位MEMO：气冲、三阴交

有益身体的理由

- 通过活动属于大肌群的大腿，能让血液循环变好，改善体寒。

- 血液及淋巴液流动顺畅，可消除下半身水肿。

[瑜伽的鸽式]

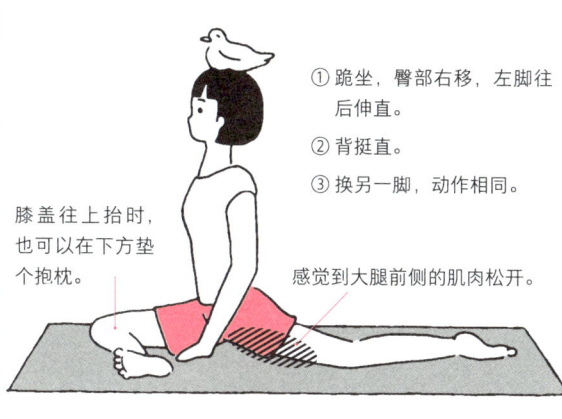

① 跪坐，臀部右移，左脚往后伸直。
② 背挺直。
③ 换另一脚，动作相同。

膝盖往上抬时，也可以在下方垫个抱枕。

感觉到大腿前侧的肌肉松开。

第4章 动 改善气血不通的健康秘诀

在手腕绑上绳子活动一下

肩膀僵硬　背部僵硬

有益身体的理由

- 通过在手腕绑上绳子、限制活动，就能做到原本做不到的动作，即<mark>增加身体能活动到的部位</mark>。

- 身体能活动的部位增加，就能放松肌肉，<mark>舒缓身体僵硬</mark>。

- <mark>察觉自己的身体使用习惯及歪斜状况</mark>。

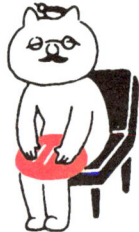

试试绳子体操

试着感受一下,绑上绳子和没绑绳子时,身体可活动的部位有何不同。如果能掌握这种感觉,可以挑战不绑绳子揣摩同样的动作。

> 穴位MEMO 云门、天宗

双手慢慢上抬,然后缓缓向后压。这个动作不只能活动肩关节,整个身体的可活动范围都会连带有所变化。

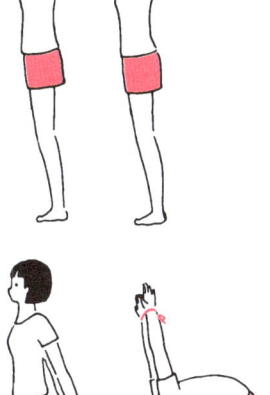

同腰宽

将绑好的绳子套在手腕上。绳子除了套在手腕上,也可以套在手肘下方约10厘米处。绳宽约同腰宽。

双手在背后往下压的同时,上半身前弯,双手慢慢上抬。做不到不用勉强,在觉得舒服的范围内做即可。

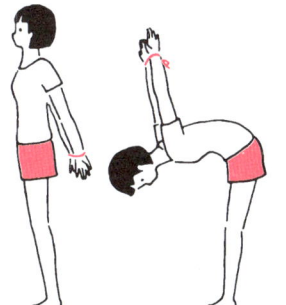

试试看在有和没有绳子的状态下做这三个动作,身体可活动的范围一定不一样。

双手往前伸,然后上半身向两边转动。由于手腕绑了绳子,上半身能转动得更顺。

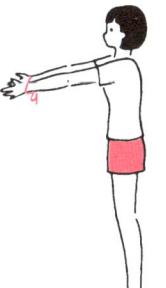 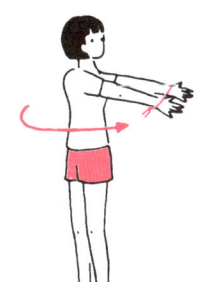 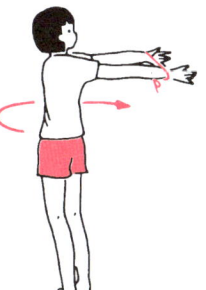

第4章 动 改善气血不通的健康秘诀　131

每小时闭目休息一次

穴位MEMO：太冲

眼睛疲劳 | 视力变差 | 注意力不集中 | 放松 | 转换心情

有益身体的理由

- 使用电脑工作，常在不知不觉中用眼过度。定时休息，才不会让疲劳累积。

- 隔绝光线和信息，可减轻大脑的负担，也能改善干眼症。

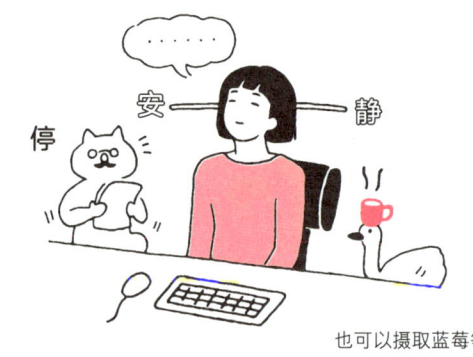

也可以摄取蓝莓等相关的营养品。

肩膀放松,不要用力

肩膀僵硬　放松　转换心情

穴位MEMO: 肩井

有益身体的理由

- 想放松全身肌肉时,先彻底绷紧身体,然后再突然放掉力气,就能达到放松效果。

- 知道放掉力气的方法,就能避免肩膀僵硬和头痛。

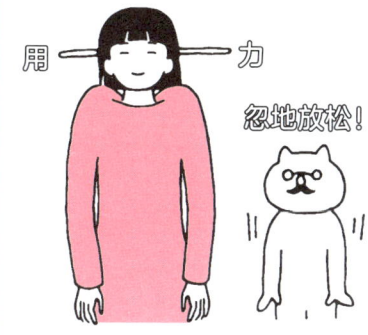

平时身体其实一直在用力,所以要了解适度放松气力的方法。

第4章 动 改善气血不通的健康秘诀

布置一个使用电脑的舒适环境

慢性疲劳　眼睛疲劳　视力变差　肩膀僵硬　背部僵硬　腰痛　身体歪斜

有益身体的理由

- 有时候，肩膀僵硬和腰痛是因为使用电脑的姿势不对，调整后，就能改善症状。

- 背挺直，收下巴，头顶在背脊正上方，不要驼背。下巴前凸的话，可能会造成颈椎过直（straight neck）的问题。

调整姿势

如果一直使用不正确的姿势，会导致肌肉紧张，造成血液循环变差、肌肉变硬。这个情况若持续下去，身体就会堆积疲劳物质而产生疼痛，例如肩膀僵硬或腰痛。

要舒缓或预防身体疼痛，虽然按摩和运动都很重要，但首先是要注意姿势。

确保姿势正确的电脑使用环境

穴位MEMO　承山、委中

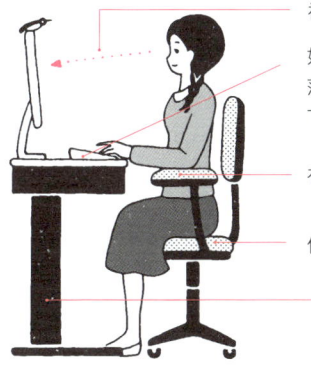

视线略朝正下方。

如果是使用笔记本电脑，为了让视线落在正确的位置，可以在笔记本电脑下方垫个支架，或使用外接式键盘。

有扶手的椅子比较好，可支撑手部重量。

使用能调节高度的桌椅

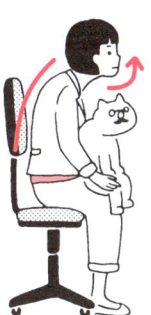

错误的坐姿

- 下巴往前，会导致"颈椎过直"，让颈部失去原有的弧度。
- 没有使用肌肉支撑。
- 肩膀往前。
- 驼背。

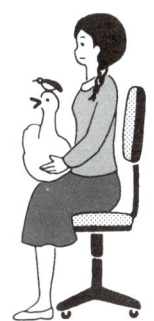

正确的坐姿

- 最好是能靠腹肌和背肌来维持姿势。

伏案工作时，也要保持正确姿势

尤其是长时间在办公桌前工作的人，只要检查一下使用电脑的环境、调整姿势，就可能改善不适症状。所以，请确认一下椅子的高度，以及自己跟电脑间的距离。

使用笔记本电脑的人尤其要特别留意。要是视线的位置过低，就会变成像是乌龟把头伸出龟壳般的姿势，所以不能长时间这样使用笔记本电脑。建议在笔记本电脑下方垫个支架，或是使用外接式键盘。

将生理期视为最适合排毒和休息的时间

痛经

穴位MEMO：足三里、归来

有益身体的理由

- 不要再将生理期和疼痛、抑郁画上等号，而是将它视为能排除体内老废物质，**让身体重生的最佳期间**。

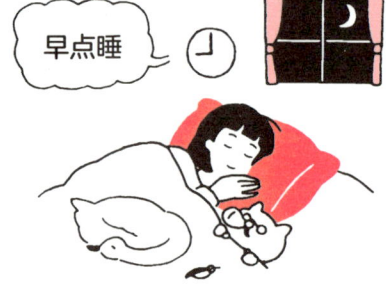

早点睡

生理期容易疲倦，判断力也可能比较差，所以不要安排重要的工作或约定。请将这段时间视为自己的充电期。

试着使用布质卫生巾

生理期问题　敏感性皮肤

穴位MEMO　曲泉

有益身体的理由

- 多数布质卫生巾都是天然的棉制品。不会有化学物质为身体带来不健康的影响，不会伤害皮肤，==也能减少湿闷、发炎或发痒的情况。此外，对子宫和卵巢也比较好。==

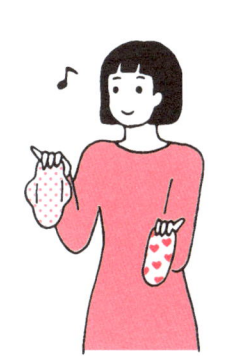

也有人在使用后，原本的生理期烦恼就消失了。现在已经有越来越多的可爱款式。

可爱的图案

第4章　动　改善气血不通的健康秘诀

痛经

痛经就靠温暖身体、按压穴位及中药来克服

有益身体的理由

- 生理期时，体质寒冷是大敌，请比平时要更注意保暖。特别是保持下腹部温暖，会让骨盆的血液循环变好，缓解痛经。

- 按压能改善痛经的穴位，或服用中药，都能促进血液循环，调整激素。

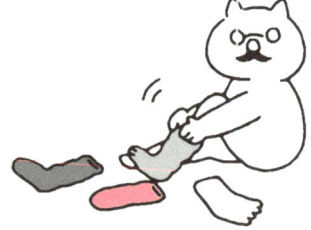

如果因为痛经而烦恼……

温暖身体

针对下半身，如下腹部、腰部等做好保暖，即可减轻疼痛。可使用暖贴或暖炉来温暖这些特定部位。

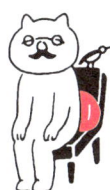

按压穴位

能减轻痛经的穴位是"关元""归来""上仙"。不必等到有痛经时才按压，平时也可多温暖这几个穴位。

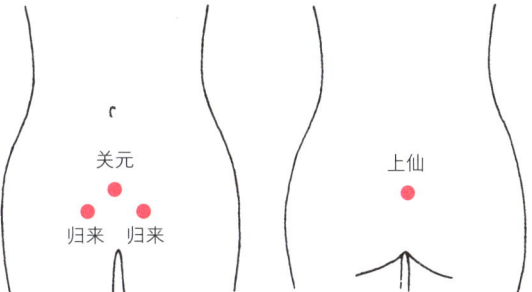

中药

可服用当归芍药散、桂枝茯苓丸、加味逍遥散。虽然不是服用后就马上能止痛，但平时就服用能舒缓生理期问题。

当归芍药散
适合体质虚弱、贫血，以及有晕眩、水肿或肩膀僵硬的人。

桂枝茯苓丸
适合体质虚弱，上半身燥热，但脚部冰冷的人。

加味逍遥散
适合肩膀僵硬，容易疲倦，精神不太稳定及容易焦躁的人。

第 4 章 动 改善气血不通的健康秘诀

从经血就能看出生理状态

妇科病　痛经

有益身体的理由

- 经血的血量和外观会因健康状态而异，观察一下，就能知道自己的身体状况。

- 有时候，也能看出身体的疾病。

从经血检查饮食与健康状态

如果有痛经或生理期不规律的情况，我们就会依此判断："看来最近比较累""身体状态不太好"。但很多人似乎不太注意经血的状况。卫生巾用过后不要直接丢掉，请稍微观察一下经血的状态吧。

经血也会反映出饮食状况。如果摄取了过多的碳水化合物，经血会呈浓稠状。这样的经血无法顺畅排出，也可

经血与疾病的征兆

经血量因人而异，但出现过度极端的变化时，或许是身体发出的求救信号。

经血的状态	症状与其他	可能的疾病	相关穴位
经血量太多	睡觉时，就算使用夜用卫生棉还是会外漏。白天每一小时就必须换一次	• 体寒 • 子宫肌瘤 • 子宫内膜异位症 • 子宫部位的癌症 ……	隐白、支沟
经血中混有猪肝状的血块	这是由于促使子宫内膜增厚的雌性激素分泌过多所引起		太冲、血海
经血量太少	血量只有一点点	• 甲状腺功能异常 • 无排卵性月经 ……	膈俞、太冲

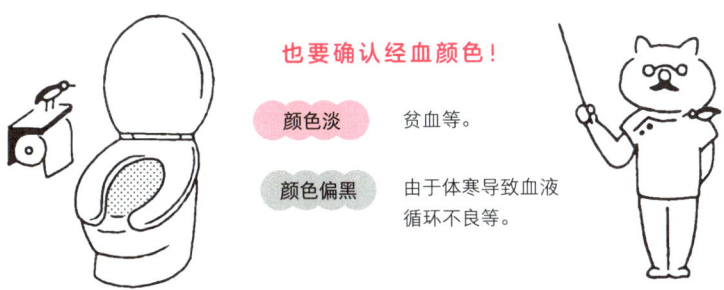

也要确认经血颜色！

颜色淡　　贫血等。

颜色偏黑　由于体寒导致血液循环不良等。

能是导致痛经的原因。只要注意饮食均衡，不要完全偏向碳水化合物，持续一段时间后，经血的颜色就会变得鲜艳且更清澈。

激素的分泌也会影响经血的状态，如上所述，经血的血量及外观也能反映出一些疾病。为了了解自己身体的变化，请务必观察经血。

观察后如果不放心，可以去看妇产科。

转动脚踝，按摩一下

[体寒] [水肿] [妇科病]

有益身体的理由

- 脚踝离心脏较远，血液容易阻滞。转动脚踝并按摩，可消除下半身水肿及体寒。

- 脚踝也是"气"容易停滞的部位，动一动即可让气流动。

- 脚踝处有很多能改善女性特有症状的穴位。

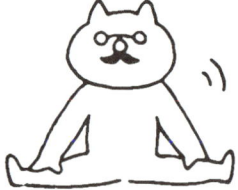

[**动一动！转动脚踝及按摩**]

平时我们很少运动到这个部位，所以请每天做。期待身体所产生的变化吧。

穴位MEMO 太溪、中封、大钟

脚踝

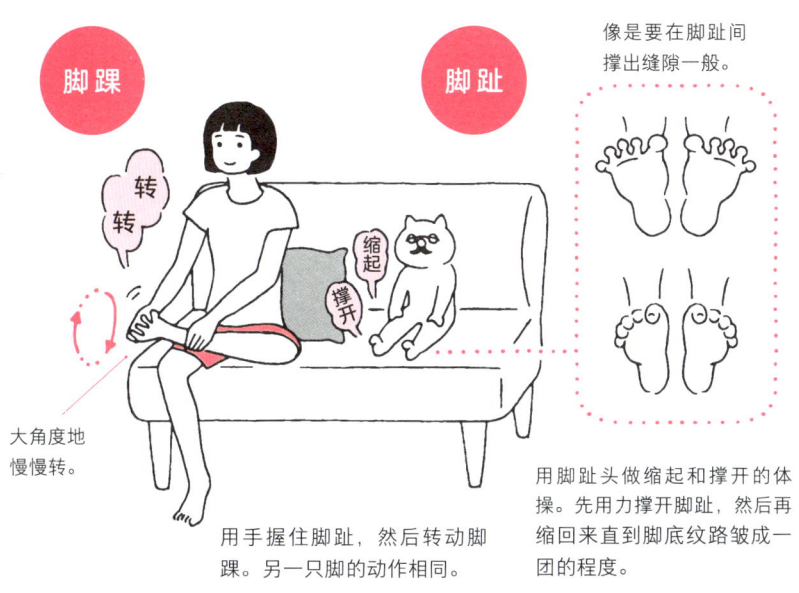

转转

大角度地慢慢转。

用手握住脚趾，然后转动脚踝。另一只脚的动作相同。

脚趾

缩起 撑开

像是要在脚趾间撑出缝隙一般。

用脚趾头做缩起和撑开的体操。先用力撑开脚趾，然后再缩回来直到脚底纹路皱成一团的程度。

踝骨

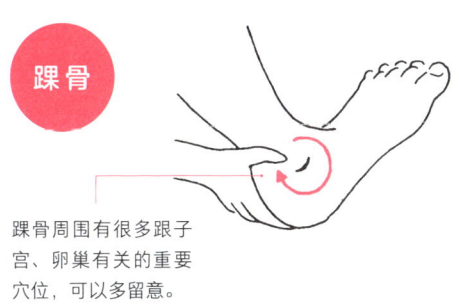

踝骨周围有很多跟子宫、卵巢有关的重要穴位，可以多留意。

用手指像画圆一般按摩脚两侧的踝骨。由于穿着鞋子也能做，如果在办公室觉得冷时可以试试看。

第4章 动 改善气血不通的健康秘诀　143

肩膀僵硬可按压肩井、后溪、合谷等穴位

肩膀僵硬　眼睛疲劳　头痛

有益身体的理由

- 常按压这几个穴位，能避免身体僵硬的情况恶化。

- 按压肩井穴，能让肩膀和头部的血流顺畅。

- 按压后溪穴，能舒缓紧绷的肌肉、消除疼痛，减轻肩膀酸痛。

- 按压合谷穴，对消除眼睛疲劳有效，还可消除由于眼睛疲劳所导致的肩膀僵硬。

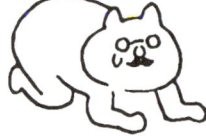

在肩膀僵硬造成严重不适前……

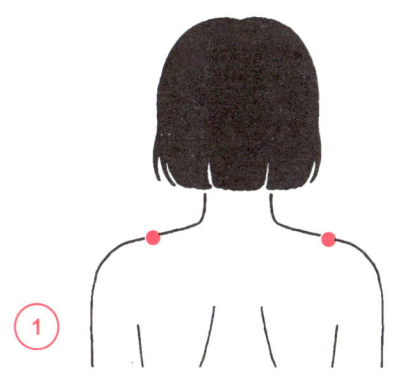

① 肩井

缓解肩膀僵硬和头痛的穴位
位于脖子和肩膀的中间。以压下去有点痛但觉得舒服的力道按压。

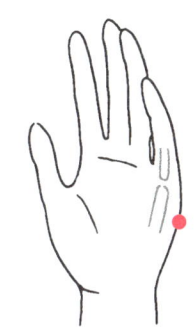

② 后溪

缓解肩膀僵硬、有镇静效果的穴位
位于小指下方，手掌和手背的交接处。手掌稍微弯曲，比较好按压。

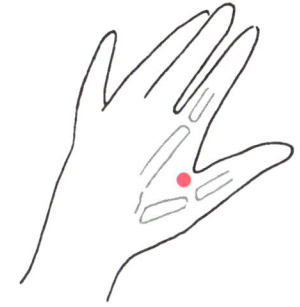

③ 合谷

对头痛、由于眼睛疲劳导致的肩膀僵硬有帮助的穴位
位于拇指和食指的指骨相接处再往前一点，邻近食指指骨处。朝手腕的方向按压。

好痛啊……

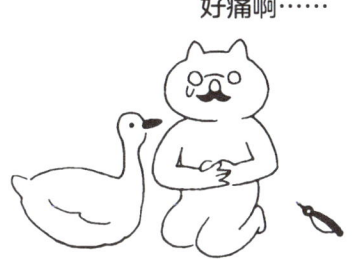

不要勉强用力按压。最好是有点痛但感觉舒服的力道。

腰痛 **转换心情**

一天消除一次腰部疲劳

有益身体的理由

- 错误的姿势和长时间伏案工作，很容易使腰部累积疲劳。<mark>可消除疲劳的伸展运动很有帮助。</mark>

- 身体前弯会腰痛的人，就做腰部后弯的伸展；后弯会腰痛的人，则做腰部缩成圆的动作。总之，<mark>向觉得舒服的方向伸展。</mark>

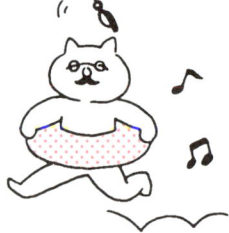

消除腰痛的伸展操

做的时候不用勉强,觉得很痛就停下来。

穴位 MEMO
志室

前弯时会腰痛的话

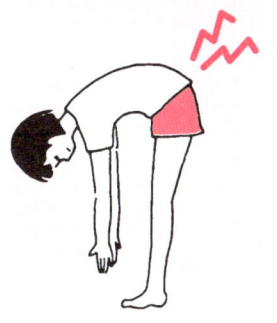

① 趴着,手肘贴地,抬起上半身。

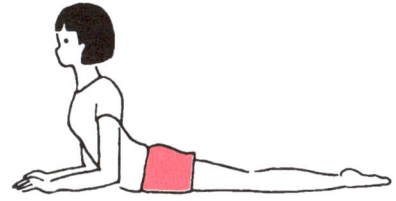

② 腹部还是一样贴地,手伸直,上半身慢慢后仰。

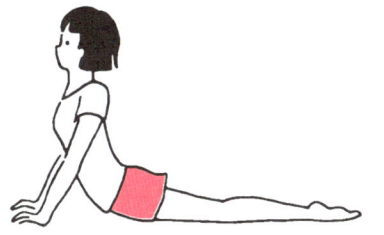

※ 重复动作

后弯时会腰痛的话

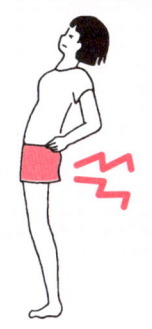

① 平躺,屈膝。

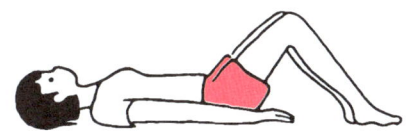

② 双手抱膝往胸口贴近,维持这个动作 20～30 秒。可将坐垫对折垫于臀部下方辅助。

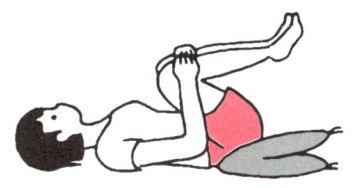

穴位 MEMO：上仙

腰痛　体寒　痛经　背部僵硬

每小时伸一次懒腰，并温暖腰部

有益身体的理由

- 伸伸懒腰能松弛变硬的肌肉，让血液循环变好，消除身体僵硬，缓解冰冷。

- 温暖腰部能预防子宫寒冷，改善痛经。

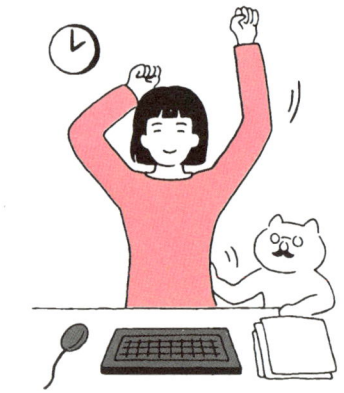

像是要慰劳辛苦的腰部一样做伸展。

便秘或胀气，就做压腿排气式瑜伽

便秘　肠胃不适　胀气

有益身体的理由

- 压迫腹部能刺激肠道，有助于排便。
- 累积在肠道的气体也会跟着排出。

[瑜伽的压腿排气式]

❶ 仰躺，吸气，抱住右膝。
❷ 吐气，将右大腿往腹部拉近，持续呼吸。
❸ 慢慢回到原来的姿势。
❹ 换腿做，步骤相同。

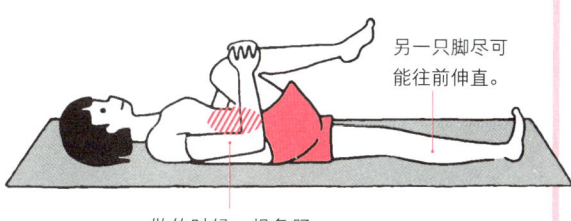

另一只脚尽可能往前伸直。

做的时候，想象肠道受刺激的画面。

脸部水肿就按压太阳、四白、颧髎等穴位

`水肿` `皮肤松弛` `美肌`

有益身体的理由

- 这几个穴位能提高身体的新陈代谢水平，促进血液和淋巴液的流动，因此能有效改善脸部水肿和皮肤松弛的症状。

- 由于血液循环变好，脸色也会变得更好。

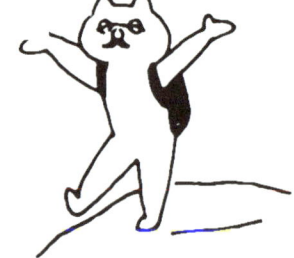

脸部线条变得紧致

脸部水肿就按这些穴位

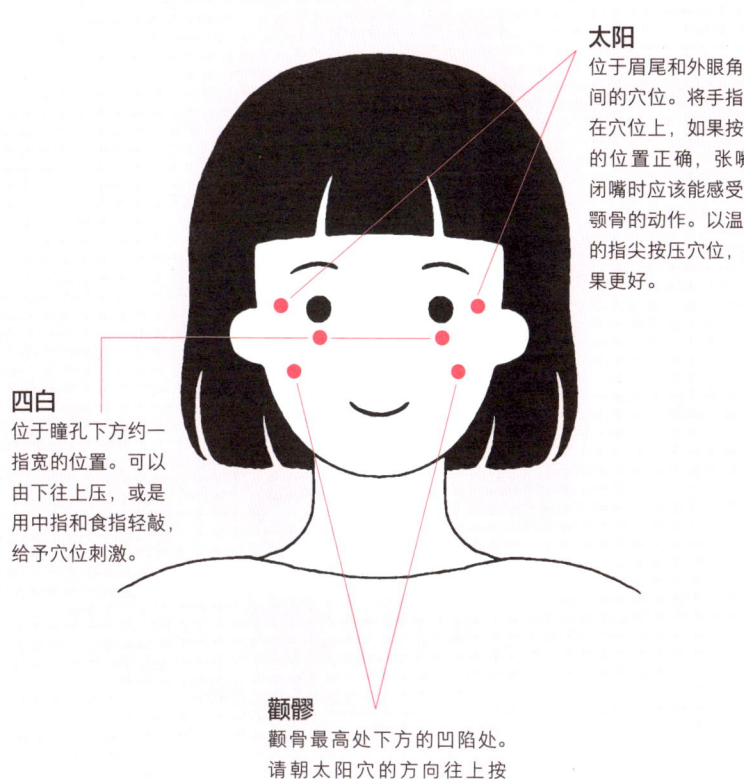

太阳
位于眉尾和外眼角之间的穴位。将手指放在穴位上,如果按压的位置正确,张嘴、闭嘴时应该能感受到颚骨的动作。以温暖的指尖按压穴位,效果更好。

四白
位于瞳孔下方约一指宽的位置。可以由下往上压,或是用中指和食指轻敲,给予穴位刺激。

颧髎
颧骨最高处下方的凹陷处。请朝太阳穴的方向往上按压,给予刺激。

试着偶尔暴饮暴食

`感受到压力` `转换心情` `减肥`

有益身体的理由

- 有时候可以<mark>放纵一下，尽情享用</mark>淀粉类食物、甜食和酒。如果限制会带来压力，就没有任何意义。

- 不用勉强自己的身体去暴饮暴食。

据说，平均每三周暴饮暴食一次的频率，不会造成什么问题，但还是要视身体状况而定。

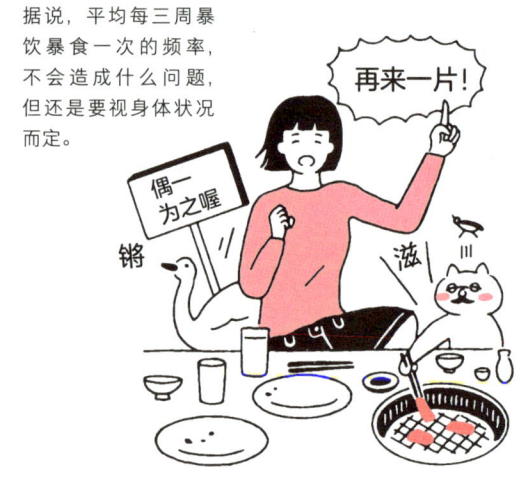

放松眼睛周围的肌肉

眼睛疲劳 **视力变差**

穴位MEMO：攒竹、太阳

有益身体的理由

- 眼睛疲劳，是由于眼周肌肉变硬造成血液循环不良。放松眼周的肌肉，<mark>血液循环就会变好</mark>。

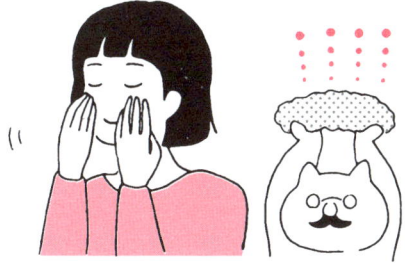

每小时闭上眼睛休息一次，以搓热的双手或热毛巾覆盖双眼，好好慰劳它。

第4章 动 改善气血不通的健康秘诀

皮肤保湿就用凡士林

美肌 **干性皮肤** **敏感性皮肤**

有益身体的理由

- 皮肤干燥，涂凡士林就能充分保湿，不涂其他产品也没关系。

- 几乎没有副作用，敏感性皮肤的人也能安心使用的保湿产品。

- 如果不太喜欢凡士林的黏稠感，可以用面巾纸按压一下就好。

选择纯度高的凡士林

凡士林的原料是石油，是将石油中的不纯物质去除后精制而成。成品纯度越高，颜色越透明。化妆品店里常见的黄色凡士林虽然便宜，但精制程度较低。敏感性皮肤的人，最好使用高纯度的白色凡士林。

不同肤质适用的凡士林

一般皮肤、有点干燥

凡士林。

特征

无副作用，保湿。

敏感肌

白色凡士林。

特征

白色凡士林所含的不纯物质更少。因此，有异位性皮肤炎的人和婴儿也能使用。

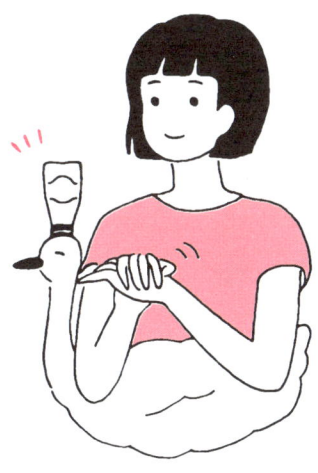

用手掌温热后，薄薄一层涂在皮肤上。从小孩到银发族都能使用。除了涂抹身体外，也能涂在嘴唇上。

穴位MEMO 外关、膈俞

凡士林几乎没有副作用，十分温和。因为它是以油分覆盖肌肤，能防止水分从角质层蒸发，并保护肌肤不受外部刺激。以保湿力来说，化妆水和乳液的效果虽然比较明显，但由于界面活性剂会破坏皮肤角质层，让有效成分渗透，所以也会导致皮肤的防御功能变弱。而凡士林是敏感性皮肤的人也能安心使用的产品。

涂抹的时候，可先以手掌温热，再薄薄一层涂于皮肤上。在皮肤略湿的状况下涂抹，能连同水分一起封存，保湿效果更好。

穴位MEMO 复溜

黑斑 美肌

预防黑斑,就靠帽子、太阳伞、墨镜和维生素C

有益身体的理由

- 以帽子、太阳伞、墨镜隔绝紫外线,可避免黑色素生成而形成黑斑。

- 维生素C可抑制黑色素生成,还具有还原黑色素的效果,可淡化黑斑。

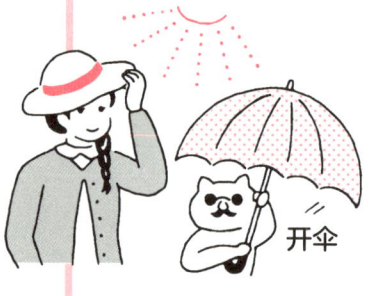
开伞

出门也别忘了涂防晒霜。即使是阴天,紫外线量也有晴天的50%~80%,还是要做好抵挡紫外线的准备。

失眠时，可以试着凝视一个点

失眠

穴位MEMO：印堂

有益身体的理由

● 想太多会很难入睡。这时只要专心看一个点，眼皮就会变得沉重，**睡意渐渐涌现**。

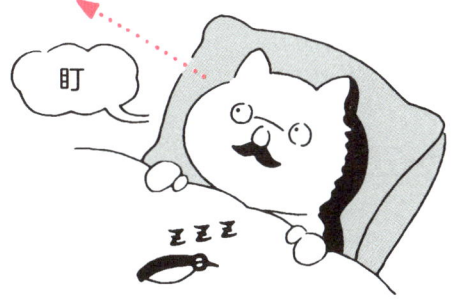

这是通过集中注意力在一个事物上，以诱导睡眠的催眠技法，称为"凝视法"。

第 4 章 动 改善气血不通的健康秘诀

选择让身体躺着时也能保持站姿的枕头

`失眠` `肩膀僵硬` `腰痛` `打呼` `慢性疲劳`

> **有益身体的理由**
>
> - 枕头太高、太低都不好，选择让身体躺着时也能保持站姿的枕头，就 ==不会对身体造成负担==。
>
> - 肩膀僵硬和腰痛等 ==身体不适也能得以舒缓==。

好枕头应有的条件

　　肩膀僵硬或失眠等问题，原因也可能出在枕头上。起床后依然没有神清气爽的人，可以试着换个枕头。
　　理想的枕头应该是：
① 让身体在躺下来时，维持和站着一样的姿势。
② 睡觉时，我们会翻身二三十次，所以好枕头应该能让身体好翻身。
③ 头部能稍微陷进去。

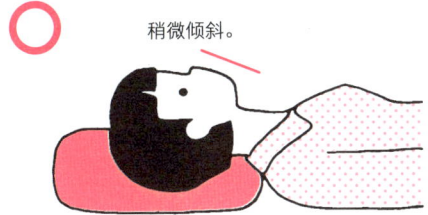

正确的枕头

稍微倾斜。

脊椎（支撑头部的骨头）呈现自然弧度、不会造成肩膀负担的状态，脖子也不容易产生皱纹。最好是和站姿相同。

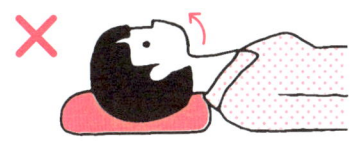

枕头过低

后脑向下坠，脊椎无法起到支撑的作用，下巴凸出。这是造成落枕及肩膀僵硬的原因。

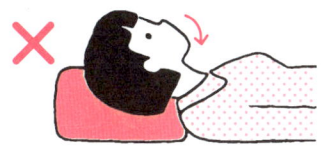

枕头过高

下巴往内缩，脖子和肩膀都比较有负担，是造成头痛、肩膀僵硬及打呼的原因。

　　满足这几项条件的枕头，就可以说是适合自己的枕头。枕头太高，会对脖子和肩膀造成负担，压迫呼吸道，造成打呼。相反，枕头太低，头的位置比心脏低，会使血液循环变差，或造成落枕。

　　有的寝具店也有专门的枕头微调师（pillow fitter），可以请他们代为选择适合体型的枕头。不过，枕头不是买了就要用一辈子，当枕头内填塞的羽毛或氨基甲酸乙酯（Urethane）弹性疲乏时，就是该换的时候。基本上约1～2年换一次。

一天冥想3分钟

感受到压力 ｜ 注意力不集中 ｜ 自主神经功能紊乱 ｜ 不安 ｜ 恐慌 ｜ 焦躁慌乱 ｜ 失眠 ｜ 抑郁

> **有益身体的理由**
>
> - 冥想，就是集中注意力于"当下"，==能摒除不安、焦虑、愤怒与悲伤==。
>
> - 在面对自己的心灵和身体时，能==变得沉稳==。
>
> - 让副交感神经居于优势，==身心放松==。

冥想是最适合现代人的心灵训练

心里总是放不下过去的事，要不然就是烦恼还未发生的将来，或是对某个人感到愤怒、烦躁焦虑……。==你的心如果是如此杂乱不安，请务必试试冥想。==

冥想就是集中注意力在"当下"，什么都不想，仅仅是专注地感受正在呼吸的自己，想象散落的心绪都回到自己身上。

总之先试着冥想

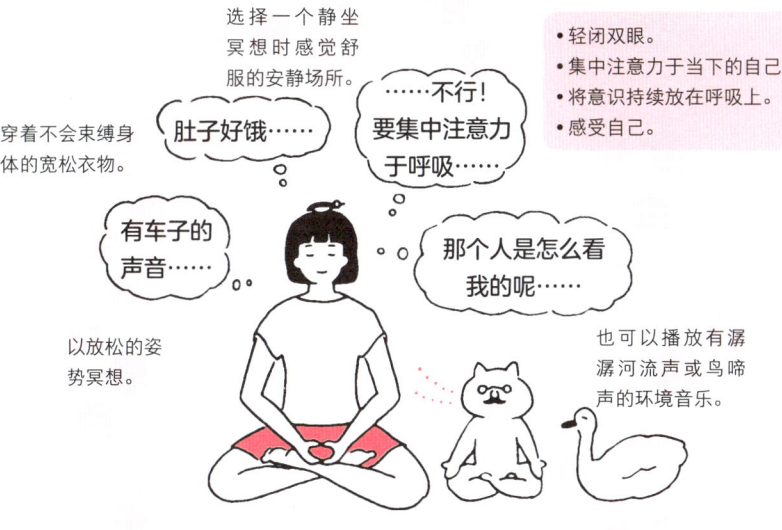

一开始每天先做 3 分钟，集中注意力于正在呼吸的自己身上。刚开始没办法集中注意力、东想西想也没关系。例如，如果脑中闪过工作的事，就只要接受事实即可。"啊，我刚才想到工作的事。"不必再继续想下去。"截止时间是什么时候啊。"试着客观地看待自己的思考。如此，心就会慢慢平静下来。

请抽出时间，通过冥想面对和自己关系最密切的身体和心灵。

『我想变得健康!』

『我希望身体的不适症状统统消失!』

不管如何希望自己身强体壮,如果心灵不健康,也就没意义,因为身心为一体。

本章将介绍调整心灵平衡的简单方法,请试着关注我们容易忽略的内在层面。

第 5 章 想

保持心情舒畅的健康秘诀

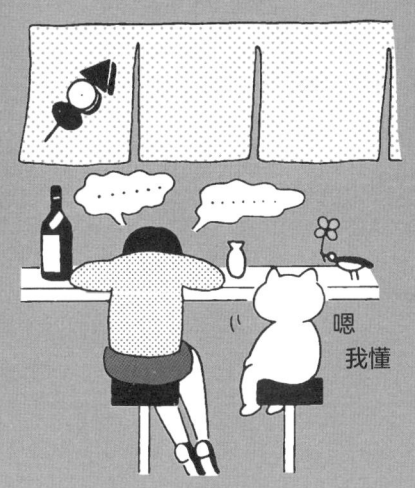

心理习惯

有时候不要多想，先做再说

> **有益身体的理由**
>
> - 想太多，就不会付诸行动，==有时候，依循自己的直觉就是正确答案。==
>
> - 马上付诸行动，就不会迷惘或烦恼，==不会造成压力。==

只有知识没意义，请付诸行动，探寻真相

有些人只要一提到按摩或做体操等话题，就会很执着所谓的正确做法，"应该要做几次才好？""要持续多久才对？"

会有这种担心可以理解，但不必因为这种事而束手束脚，只要凭自己喜好、凭感觉舒服与否去做就好。还没开始做就执着该怎么做的人，只会帮自己找各种理由，最后只是拖着不做，或是觉得麻烦而已。

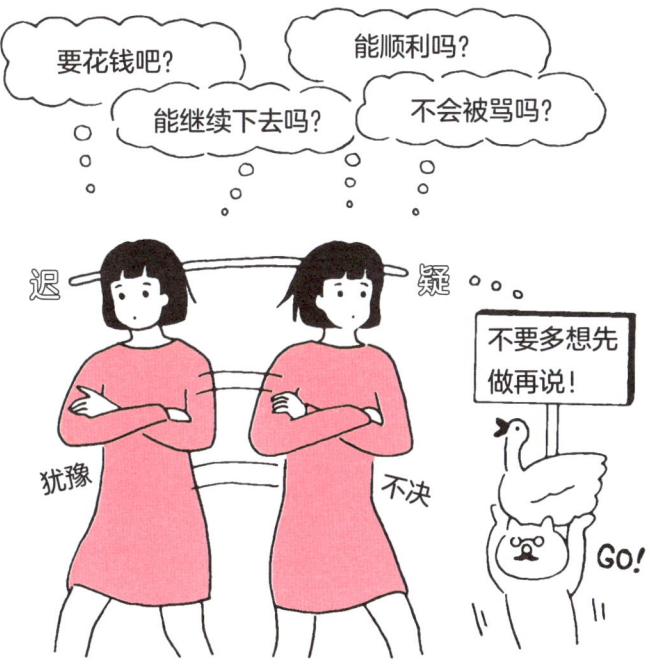

总之先做,不适合自己再停止就好了。

尤其跟健康有关的事,几乎没有绝对正确的做法。如果太执着于所谓的正确,只会为了找寻那个正确答案,把自己搞得筋疲力竭。总之,有兴趣的事,就请先做做看。做了之后,再米思考对自己有没有效。有的方法对别人有效,但对自己不一定有用。这个原则不只适用于跟健康有关的事,而是所有事情。

不行的话就放弃

<感受到压力 心浮气躁 心理习惯>

有益身体的理由

- 不要对一件事太过执着。要是发现行不通就放弃，转而挑战其他事，<mark>就能摆脱同样的失败模式</mark>。

- 努力也会累积压力，干脆地放弃，就能从压抑自己、勉强自己的<mark>压力中得到解脱</mark>。

跳脱失败的循环

随着年龄增长，我们也变得越来越执着。虽然这没什么不好，但也经常会导致思考的偏误。你是不是经常为同样的事烦恼、受挫？

由于执着而一直重复同样的想法，只会让事情越变越糟。比方说，亲子和夫妻如果总是因为同样的原因争吵，那么，懂得"放弃"就变得很重要。这样才能走下争

总是陷入同样循环的人

有时候，努力也不一定会有好结果。要是陷入失败的循环，就会一直重复同样的失败。这种状况下请加入"放弃"选项。

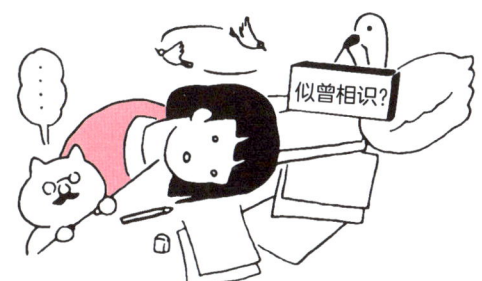

能跳脱循环的人

有时候，放弃能让人从压力中得到解脱。就算不努力，没有什么问题的情况也很常见。

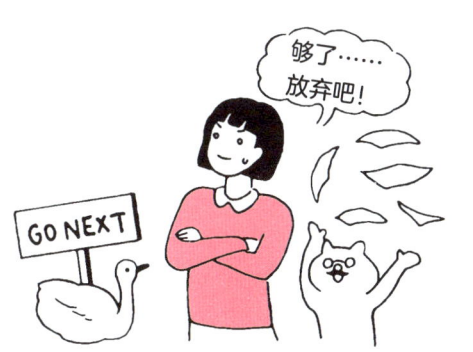

吵的舞台，不陷入重复的循环。一旦发现"现在好像又掉入同样的循环了"，就干脆地放弃，离开争吵的现场吧。努力之后还是不顺利，也可以这么做。

压力会让交感神经居于优势。一旦肾上腺素分泌，血液就容易凝固，也可能造成身体不适。能察觉自己陷入同样的循环并跳脱出来，或许也能减轻身体的不适。

穴位MEMO 神门

缺乏冲劲　有气无力　焦躁慌乱

不要想着"不做不行",而是"来做做看吧!"

有益身体的理由

- 心里如果想着"不做不行",就会觉得自己身负义务而感到麻烦,身体也会紧绷起来。但要是换个积极的心态想着"来做做看吧!",大脑就会分泌多巴胺,就会 ==因此更有冲劲== 。

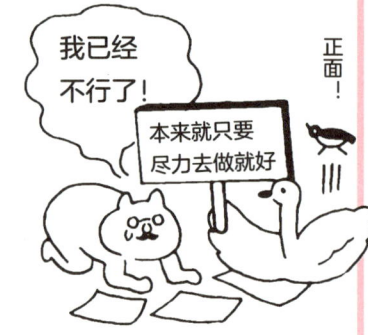

换一种说话方式就能让人变得正面
- 不管几次都得做→不管几次都能挑战!
- 这件事办不到→做到了就太厉害了!
- 好像很难→也许我能做得到!
- 不知道就吃亏了→知道了真是太好了!

无精打采时，就先笑笑

缺乏冲劲 ・ 有气无力 ・ 转换心情

穴位 MEMO：足三里、关元

有益身体的理由

- 笑能让我们体内的自然杀手细胞变得活跃，提升免疫力，使自律神经保持平衡。

- 脑波中的 α 波会增加，使身心放松。血液循环也会变好，大脑的运作更灵活。

- 能让抑郁感消失无踪，带来幸福感。

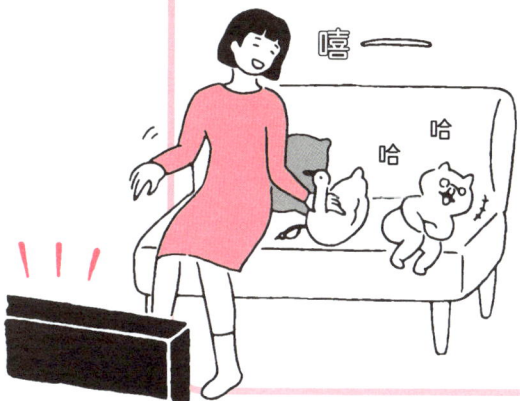

无精打采时，就先试着笑笑。看好笑的电视节目也可以。

第 5 章 想保持心情舒畅的健康秘诀

痛快哭一场

穴位MEMO：内关

感受到压力　心浮气躁　转换心情

有益身体的理由

- 流泪能让副交感神经居于优势，大脑进入放松模式，==紧张和压力都能得以舒缓==。

- ==净化心灵==。

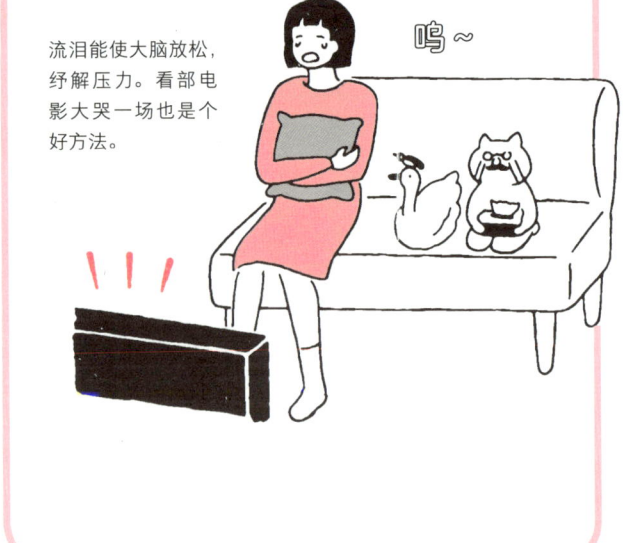

流泪能使大脑放松，纾解压力。看部电影大哭一场也是个好方法。

呜～

穴位MEMO 肩井

放声大喊或投掷东西，胡闹一下

感受到压力 | 心浮气躁 | 转换心情

有益身体的理由

- 仿佛将怨气吐出一般，放声大喊，或是投掷东西。如此能发泄压力，==使心情舒畅==。

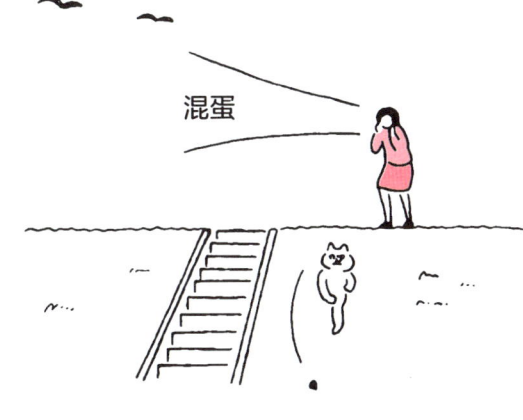

混蛋

就算是成年人，偶尔也想要大叫或投掷东西。只不过，做的时候请不要给他人造成困扰。

第 5 章 想 保持心情舒畅的健康秘诀　**171**

不要将坏情绪憋在心里，试着找人倾诉

`感受到压力` `放松` `情绪不稳定` `转换心情`

有益身体的理由

- 说出来的同时，也能整理思绪，==因而有所体悟==。

- 倾诉后，会有一种得到他人接纳的感觉，==心情也会平静下来==。

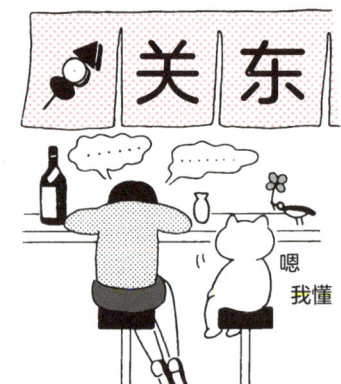

如果是敏感的话题，也可利用电话咨询的方式。跟陌生人开口反倒更容易。

将烦恼和压力的来源写在纸上，然后撕碎

`感受到压力` `转换心情`

穴位MEMO：阳陵泉、肩井

有益身体的理由

- 借着写在纸上再撕碎的具体行动，能产生一种将烦恼驱离体外的感觉。

- 将会给人带来烦恼和压力的东西扔掉也是个方法，这么做是减少制造烦恼的机会。

不管如何，生活中就是会累积压力。如果能有个定期纾压的方法，心情也会比较轻松。

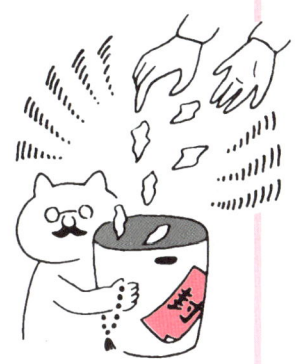

第5章 想保持心情舒畅的健康秘诀　173

心理习惯 **健康管理** **免疫力差**

不要相信立即见效的「健康方法」

> **有益身体的理由**
>
> - 立即见效的方法，也会立即失效。无法马上看到效果的"绕远路"的健康方法，才能让身体恢复自愈力，==解决根本的健康问题==。
>
> - "绕远路"的健康方法==副作用比较小，不会伤害身体==。

立即见效的方法无法解决根本问题

基本上，治病求的是尽可能"快速"和"正确"，但是，立即见效的方法通常会有强烈的副作用，或者是无法治本。西医使用的药品及外科手术就是其中代表。比方说，头痛吃止痛药虽能缓解症状，但还是会再次头痛，又得服药。这是因为止痛药只是暂时让身体不觉得疼痛罢了。也常有止痛药很快就失效的情况。

[绕远路的健康方法]

穴位MEMO 足三里、合谷

"绕远路"的健康方法,不只是处理身体的不适症状,
也会触及身体的各个部位,花时间让全身状况变好。
就算看似没什么效果,但可能只是现在还看不出来罢了。
请试试本书介绍的"绕远路"的健康方法,
如按摩、瑜伽、冥想、中药、按压穴位、灸法等,选择适合自己的做。

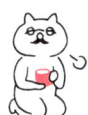

② 绕远路
例如,按压穴位、灸法、服用中药等慢慢改善身体状况的方法。目标是要让人变得有精神,达到治本的目的。

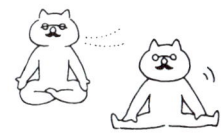

① 近路
指的是服用西药、外科手术等直接治疗症状的方法。虽然能立即见效,但症状也经常会再复发。

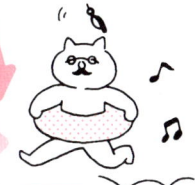

有症状的状态　　　　　　　　　症状治愈的状态

　　另一方面,按摩小腿、按压穴位及灸法等健康方法,是比较间接的做法。例如,如果是血液循环不良造成肩膀僵硬、引发头痛,则先让血液循环变好,改善体寒和肩膀僵硬的症状,也因此达到降低头痛频率的结果,这就是"绕远路"的健康方法。虽然绕远路,但能解决身体不适的根本问题,非常健康。
　　在寻求立即见效的方法前,请先试着思考,究竟是哪种健康方法符合你目前的症状。

第 5 章　想保持心情舒畅的健康秘诀

给自己奖励

感受到压力　放松　转换心情

有益身体的理由

- 达成一个目标后，给自己买个礼物或吃顿好的作为奖励，==能提升干劲。==

- 奖励会让大脑分泌多巴胺，==带来快感。==大脑为了得到快感，==会将达成目标视为优先。==

- 目标设定小一点，==然后准备许多小奖励给自己。==

用奖励来活化大脑

坚持挑战一件事虽然很困难，但如果那件事对自己有好处，你还是会想坚持下去吧？

请偶尔给努力的自己一点小奖励。比方说，你挑战的是限制碳水化合物的摄取，就可以跟自己约定好，"如果能持续一星期，周末就能吃喜欢的食物"；如果你喜欢花，

你为自己准备了什么奖励

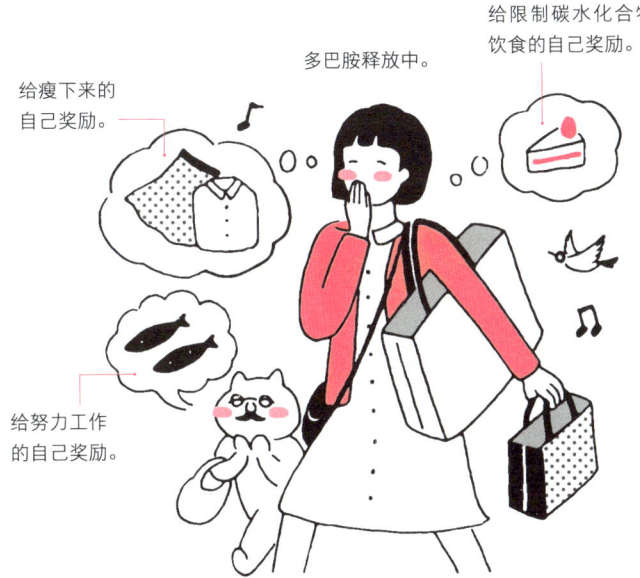

达成一个目标后,马上奖励自己!每天的小喜悦能变成坚持的动力。

可以买花回家装饰,作为每天早上健走的奖励。用平时舍不得买或喜欢的事物作为奖励。愉快的事会让大脑释放出多巴胺,带来放松感。

奖励的重点,是要在达成目标后很快给予自己奖励。动物实验也显示,如果动物做出正确行为,但训练者没有在1分钟内给予奖励,就无法让它们完全学会。

每天一点小奖励,一定能激发你的动力。因为,人类其实相当容易受到外在刺激的支配。

别让行为一成不变

察觉身体状态 | **身体歪斜** | **心理习惯** | **体寒**

有益身体的理由

- 做各种事活动身体，能让阻滞的<mark>血流状况变好</mark>。

- 加点变化，<mark>有助察觉自己在思考和身体活动上的习惯</mark>。

- 调整刻板想法，<mark>也能减少与他人的冲突</mark>。

总是做同样的事会导致身心不适？

每天早上坐同一趟车，中午去同一家店吃同样的午餐，回家时出车站走同样一条路回家……，我们的日常生活就<mark>是在重复同样的事</mark>。但是，<mark>这种一成不变也会造成身心不适</mark>。比方说，就算上半身的伸展运动对身体很好，如果只做这种伸展，也无法消除下半身的水肿。生活习惯也是如此。所以，请检查一下自己的行动，并意识到那些已成为模式的习惯。

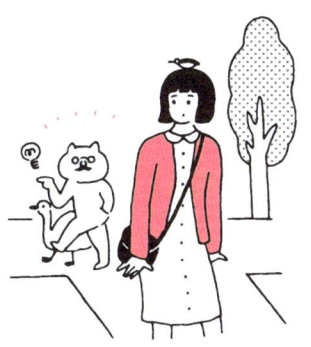

走平时不走的路
能看到没看过的风景等，有意想不到的发现。

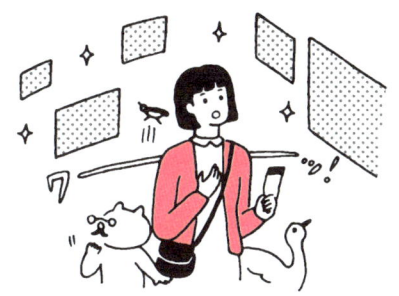

逛逛美术馆和博物馆
接触艺术和新鲜的事物，能刺激大脑和心灵。

试着改变一下角度

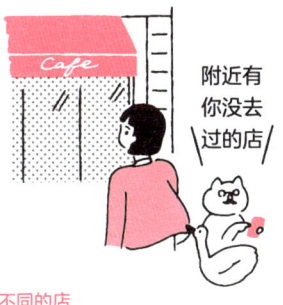

去不同的店
如果总是去同样的店，偶尔可以发掘一下没去过的店。

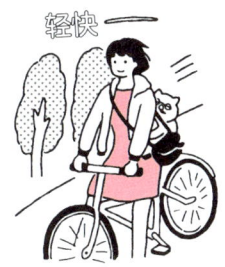

改变一下交通方式
骑自行车或走路，不要乘车或开车，让平时没活动到的肌肉动一动。

为行动加点变化

如果发现有些行为已成为一种模式，就要有意识地做些改变，例如"走平时不走的路""在目的地前、后一站下车""做一些平时不做的伸展动作"，如此只是稍微变化一下也无妨。改变生活习惯最终还是为了身体健康。

接触大自然

放松 | 感受到压力 | 注意力不集中 | 免疫力差 | 自主神经功能紊乱 | 转换心情

有益身体的理由

- 欣赏自然风景、接触大自然，能减少肾上腺素的分泌，使心情平静。

- 能回到最自然的状态。

- 身体能接收到大自然的能量。

从化学的角度来看也有疗愈效果

接触大自然，是不是会让你有种精神一振、心情平静的感觉？尤其是有绿意的地方还能产生负离子。从化学上来说，树木释放出的芬多精是一种化学物质，它能使大脑的α波增加，让身心放松、提升注意力。因此，在森林里深呼吸，会感觉神清气爽。芬多精也有防霉、防菌、净化和消臭的效果，所以空气净化器、芳香剂、口气清新剂等产品也用到了芬多精。

假日接触大自然

芬多精是植物为了消灭伤害它们的细菌所释放出的化学物质。芬多精的英文是由 phyto（植物）和 cide（杀）所组成，具有杀菌、使副交感神经居于优势、提升免疫力等有益人体的优点。

呼——吸——

和平时不一样的生活方式，能让身心焕然一新，也可活化大脑，产生新想法。

有时候，也需要像个孩子般纯真地回到自然状态，如此能让心灵得到疗愈。

穴位 MEMO

印堂

使用五感，活化大脑

　　置身于大自然，我们会看到鲜艳的色彩，听到动物鸣叫声或海浪声，闻到树木或海洋的味道等，让五感受到刺激。这是平时难有的体验。也可以说，<u>现代人就是很缺乏这种"自然"</u>。请偶尔从日常生活中抽离，置身于大自然，也能借此活化大脑。

第 5 章 想 保持心情舒畅的健康秘诀　　**181**

种植物，或是养宠物

感受到压力　放松　转换心情

> **有益身体的理由**
>
> - 能感受养育生命的喜悦。
> - 看到自己种的植物成长，会产生一种成就感。
> - 接触动物，能使心跳数和血压下降，减少压力。

当植物的父母

照顾植物比想象中还需要毅力。为它们浇水、遮住夏季的强烈日晒，在此过程中，看着照料的花草成长的样子，会有一种如同守护自己孩子成长般的成就感。事实上，也有称为"园艺治疗"的身心复健方法。

照顾生物，能使人得到疗愈

穴位MEMO：阳陵泉、曲池

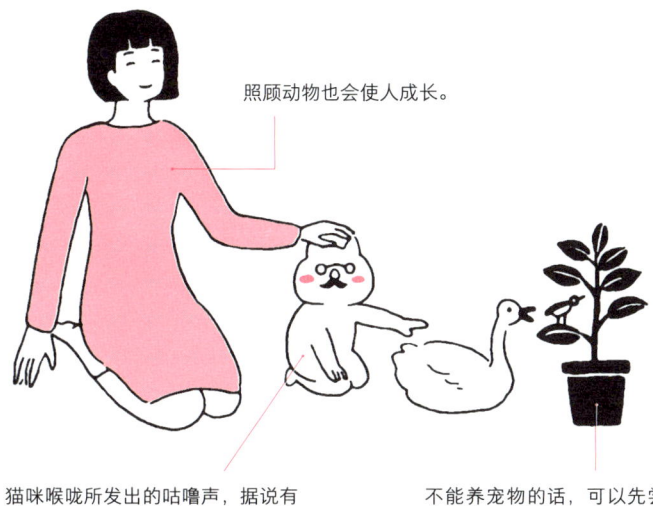

照顾动物也会使人成长。

猫咪喉咙所发出的咕噜声，据说有提升生命力的疗愈效果。

不能养宠物的话，可以先尝试照顾观叶植物。如果不慎让植物枯萎，就向它道歉，不必太自责。

宠物是疗愈达人

很多人都因为动物辅助治疗法而知道动物能治疗人。在痛苦的事情发生时，养宠物的人比起没养宠物的人，精神上受到的伤害会轻一些，而带着狗一起散步也比单纯散步更能使人放松。

此外，在医院或养老机构中，原本面无表情、长期卧床的人，也会因为动物的亲近而展露笑颜，想动一动不太方便的四肢等。

就是由于动物不了解人的烦恼，人才能轻松跟它们相处，使心灵得到疗愈吧。

放假时，保留一段时间什么都不做

健康管理 | 慢性疲劳 | 心浮气躁 | 感受到压力 | 放松 | 抑郁

有益身体的理由

- 不必要求自己做的任何事都要有意义。如此，心情就会变得更好。

- 放空后，会产生冲劲以及新想法。

- 养成大脑放空的习惯，就能避免陷入抑郁状态。

安排一个与自己相处的时间

让每分每秒都过得很有意义看似有益身心，但并不尽然，什么意义都没有的时间也很重要。在放假时，试着什么事都不做、让脑袋放空如何？

没有特别目的的行为能让心灵焕然一新。性格认真的人或许会觉得漫无目的浪费时间，但有这种什么都不做的时间，会让心情变得更好，能有机会好好正视自己平时不

让自己保有什么事都不做的时间

- 星期六不做任何安排。
- 告诉自己,什么安排都没有,真是幸运。
- 夫妻和情侣则安排出能各自独处的时间。
- 偶尔把孩子交给其他人照顾,试着自己独处。
- 周末不设闹钟。
……

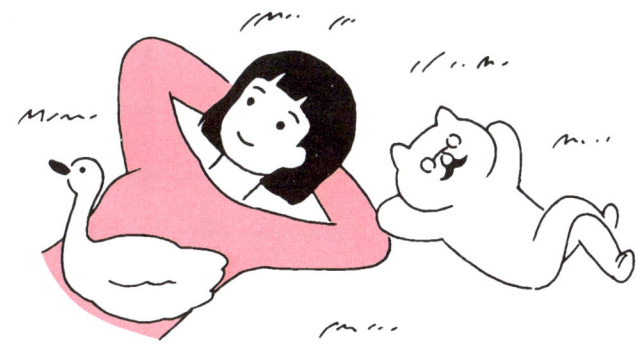

<u>太认真面对的内心</u>。被时间追着跑,就会连想出新点子的从容也没有。

大脑过度工作的话,心情会无法跟上,也可能因此出现心理疾病。适度让大脑休息、有段时间可以冷却下来,整理杂乱的思绪,才能产生继续努力的冲劲。请适时切换工作与休息的开关。

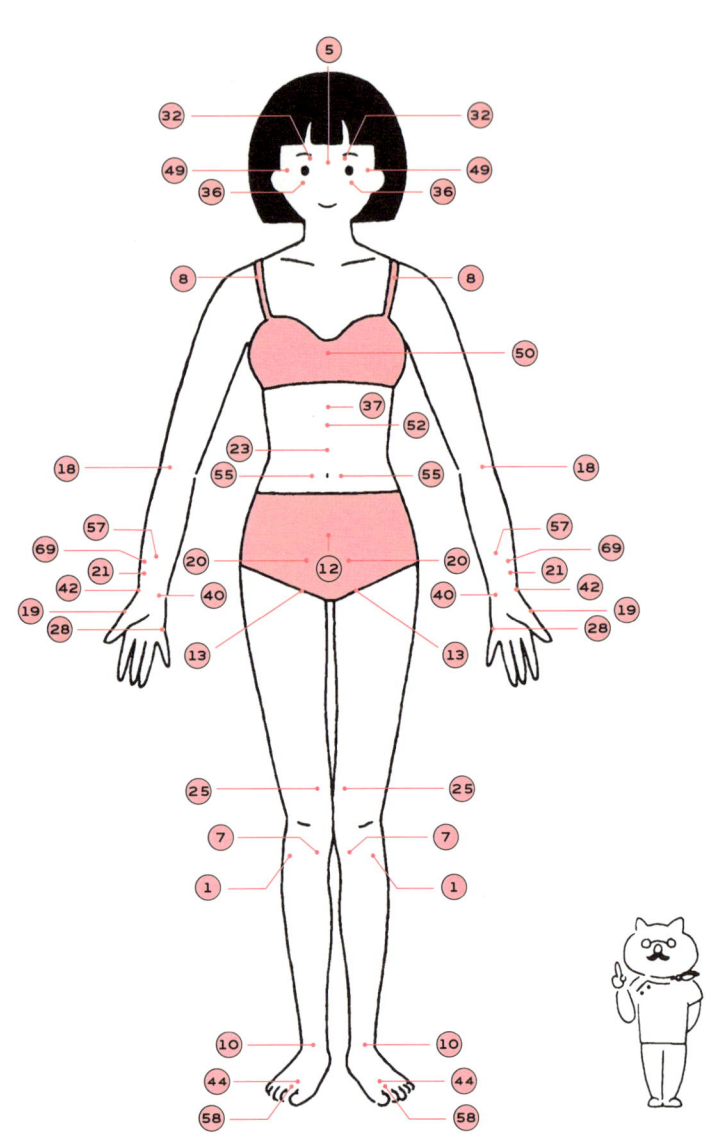

附录

穴位对应图

了解本书提到的穴位在什么位置，以及有何效用。

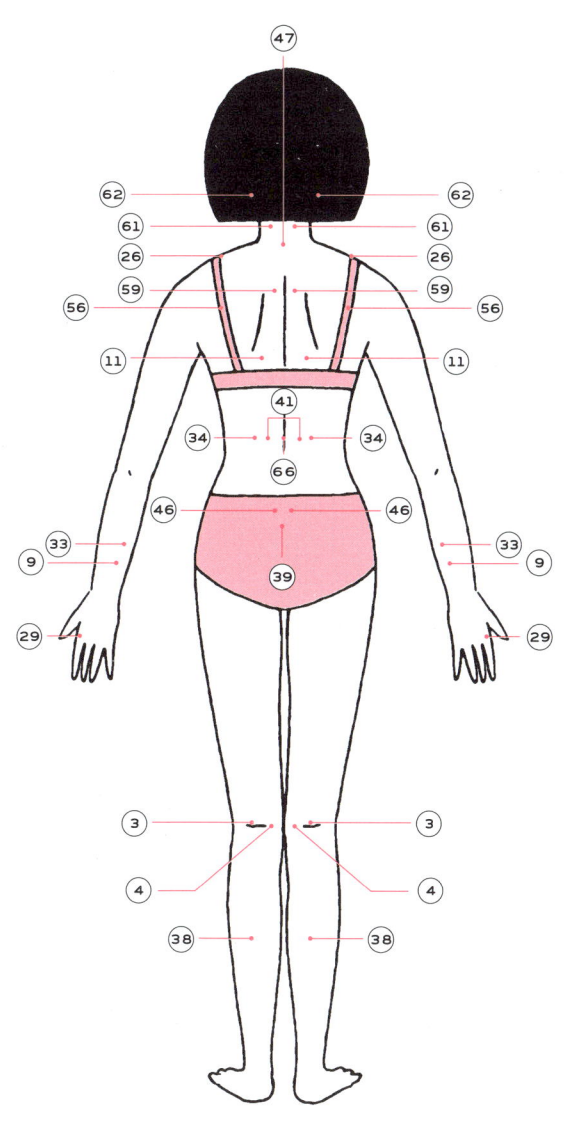

附录 187

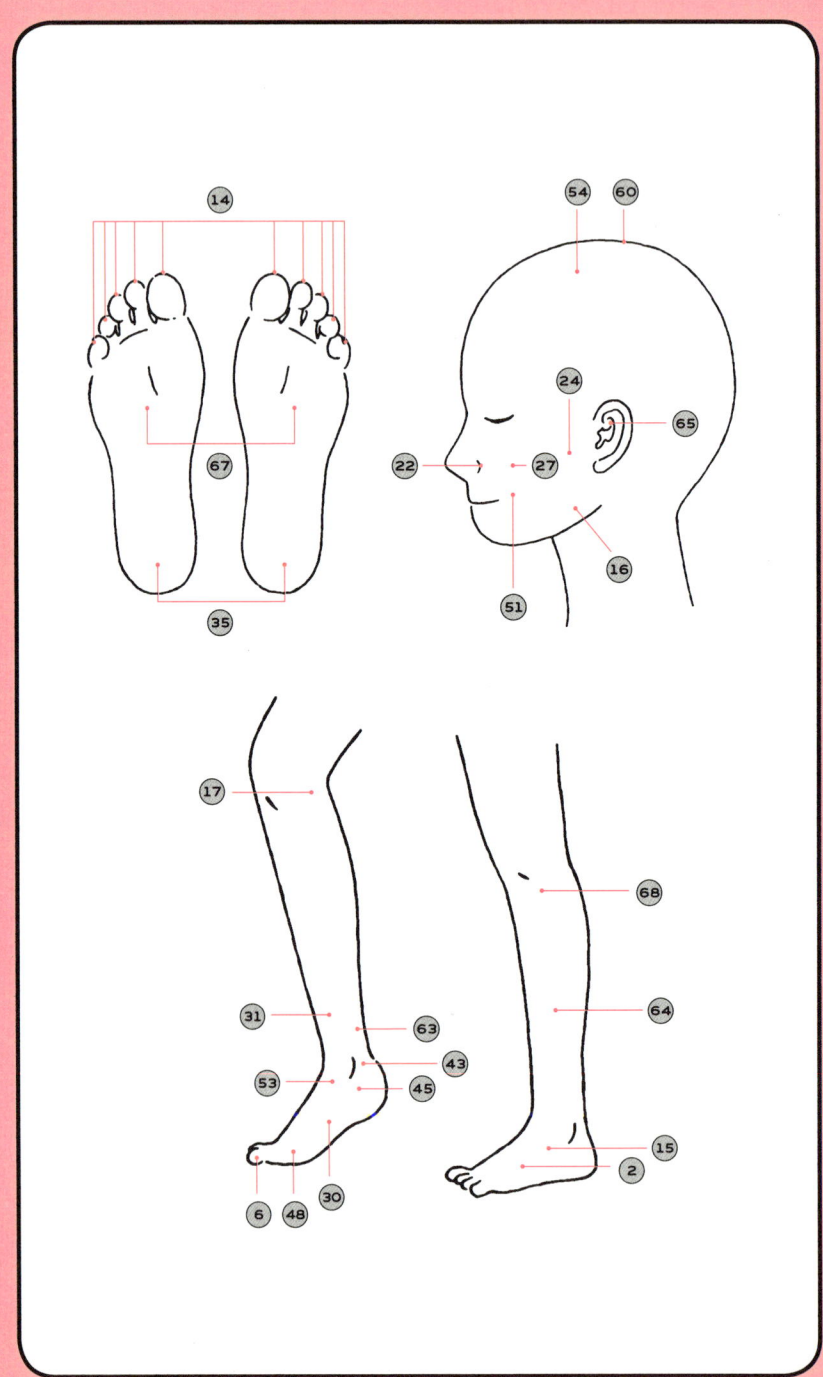

穴位的名称和功效（主治疾病）

① **足三里** 增强体力、变得有精神、健胃整肠。
② **足临泣** 头痛（头部侧面）。
③ **委中** 腰痛、血液循环变好、膀胱炎。
④ **阴谷** 水肿、膀胱炎、利尿。
⑤ **印堂** 精神安定、放松。
⑥ **隐白** 止血效果、做噩梦。
⑦ **阴陵泉** 水肿、排毒。
⑧ **云门** 强化呼吸功能。
⑨ **外关** 发汗、排毒、感冒初期、美肌。
⑩ **解溪** 肠胃冷、食欲、口腔炎。
⑪ **膈俞** 贫血、美肌、打嗝。
⑫ **关元** 体寒、痛经、变得有精神。
⑬ **气冲** 水肿、排毒、生殖器官疾病。
⑭ **气端** 末梢血液循环变好、四肢麻痹。
⑮ **丘墟** 变得更果决。
⑯ **颊车** 紧实脸部肌肉、健胃。
⑰ **曲泉** 阴部因湿闷而发痒。
⑱ **曲池** 解热、降血压。
⑲ **鱼际** 解热、干咳。
⑳ **归来** 月经失调、痛经、左侧则对便秘有效。
㉑ **经渠** 干性皮肤、皮肤粗糙、提升呼吸功能。
㉒ **迎香** 法令纹、鼻塞、流鼻水。
㉓ **下脘** 健胃整肠、胃寒。
㉔ **下关** 紧实脸部肌肉、健胃。
㉕ **血海** 血液循环变好（月经异常）、皮肤病。

㉖ 肩井　肩膀僵硬、心情变得平稳、感受到压力。

㉗ 颧髎　脸部水肿、皮肤松弛。

㉘ 后溪　肩膀僵硬、落枕。

㉙ 合谷　改善血液循环、改善便秘、变得有精神、改善肩膀僵硬、增加体力、舒缓下牙疼痛。

㉚ 公孙　健胃整肠、水肿。

㉛ 三阴交　有助血液及淋巴液流动顺畅、水肿、妇科疾病。

㉜ 攒竹　眼睛疲劳。

㉝ 支沟　便秘、解热。

㉞ 志室　提高生殖功能、腰痛、发质健康、泌尿系统疾病。

㉟ 失眠　失眠。

㊱ 四白　脸部水肿、皮肤松弛。

㊲ 上脘　健胃整肠、胃寒、抑制打嗝。

㊳ 承山　水肿、改善血液循环、痔疮。

㊴ 上仙　痛经。

㊵ 神门　安神。

㊶ 肾俞　体寒、提高生殖功能、腰痛、泌尿系统疾病。

㊷ 太渊　呼吸变顺畅、增加脉搏次数。

㊸ 太溪　呼吸变顺畅、体寒、强化骨骼、泌尿系统疾病、提高生殖功能、发质健康、腰痛。

㊹ 太冲　贫血、发质健康、眼睛疲劳、改善血液循环、心浮气躁、抑郁。

㊺ 大钟　水肿、频尿。

㊻ 大肠俞　便秘、腹泻、痛经、腰痛。

㊼ 大椎　体寒、发汗、感冒初期、提升免疫力。

㊽ 太白　增强体力、便秘、腹泻、提升消化功能、味觉变敏锐、口腔炎。

㊾ 太阳　头痛、脸部水肿、皮肤松弛、眼睛疲劳、下颚痛。

㊿ 膻中　舒畅心胸。

(51) 地仓　口角歪斜、口角炎。

52 中脘　健胃整肠、胃寒、食欲不振。

53 中封　痛经、强化骨骼、安定心神。

54 通天　嗅觉变敏锐。

55 天枢　腹泻、便秘。

56 天宗　上肢不能举、手腕麻痹、肩膀僵硬。

57 内关　抑郁、胃部不适、宿醉、晕车、精神安定、感受到压力。

58 内庭　控制食欲、消除胃热。

59 肺俞　排毒、强化呼吸功能、肩膀僵硬。

60 百会　集中注意力、提升能量、变得有精神、产生冲劲。

61 颈百劳　脖子僵硬、抑制发汗、止咳。

62 风池　发汗、感冒初期、脖子僵硬、眼睛疲劳、鼻塞。

63 复溜　口渴、身体燥热、头部发热发胀、滋润。

64 丰隆　改善全身气血循环、水肿。

65 耳穴的胃区　抑制食欲（回到正常状态）。

66 命门　体寒、腰痛。

67 涌泉　体寒、失眠、泌尿系统疾病、妇科病。

68 阳陵泉　下半身疼痛、感受到压力、安定心神、肌肉疼痛、降血压。

69 列缺　通便、皮肤粗糙、过敏、强化呼吸功能。

严选 中药药方一览表

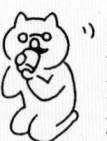

本篇介绍一些常见的中药药方。这些药方不是吃一两服就作罢，而是要持续服用。

没有精神、无法消除疲劳、食欲不振

【补中益气汤】 适合体力差、全身使不上力的人。肠胃弱的人也可服用。
【十全大补汤】 适合体弱、体寒、贫血、食欲不振的人，有滋养强壮的效果。

消化系统的各种症状、慢性胃炎、食欲不振

【六君子汤】 加强肠胃功能。
【安中散】 缓解发炎及疼痛。对于胃痛、腹痛、胃胀气也有效。
【半夏泻心汤】 消除因肠胃不适引起的胸闷，缓解发炎。对食欲不振和胃胀气也有效。

肌肉痛、关节痛

【麻杏薏甘汤】 缓解关节痛、神经痛及肌肉痛。

膝盖痛、水肿

【防己黄芪汤】 身材微发福但体弱者的关节肿胀或疼痛，以及水肿、多汗、肥胖症等。

抽筋

【芍药甘草汤】 小腿或其他部位抽筋时可服。对腹痛和腰痛也有效。

痛经、月经失调、更年期综合征等妇科疾病的各种症状

【当归芍药散】 适合体质虚弱且贫血者，以及有晕眩、水肿、肩膀僵硬等症状者。
【桂枝茯苓丸】 适合体力虚弱，上半身燥热，但脚部冰冷者。
【加味逍遥散】 适合肩膀僵硬，容易疲倦，精神不稳定或容易焦躁者。

严选 芳香疗法常使用的精油

本篇整理出一些具代表性的精油,可去店里确认香味再购买。

【伊兰】
[香味的特征] 呛辣浓烈的甜甜花香。
[效用] 散发出女人味,纾压,缓解心悸。

【甜橙】
[香味的特征] 带着甜味的橙香。
[效用] 使心情开朗,舒缓神经性的肠胃不顺及食欲不振。

【杜松子】
[香味的特征] 清爽的森林系香气。
[效用] 让头脑清醒,集中注意力,有帮助身心排毒的良好效果。

【天竺葵】
[香味的特征] 带有甜味的草本香。
[效用] 缓解情绪不稳定、更年期综合征及生理期问题等。

【茶树】
[香味的特征] 清爽的森林系香气。
[效用] 有强烈杀菌效果,可抗菌消炎及消毒,并能提升免疫力。

【薄荷】
[香味的特征] 令人精神一振的香气。
[效用] 能让身心都清爽,对花粉症、晕车晕船晕机、肠胃不适也有帮助。

【百合】
[香味的特征] 有点浓郁的森林系芳香。
[效用] 有杀菌、消炎、镇痛等作用,也适用于传染病。

【薰衣草】
[香味的特征] 温和的花香。
[效用] 能放松身心,帮助入眠,也能调整自律神经、提升免疫力。

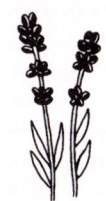

【柠檬】
[香味的特征] 新鲜清冽的香气。
[效用] 使思绪清晰,并能转换心情及提升注意力,也有消毒和杀菌的效果。

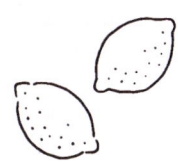

【迷迭香】

香味的特征 带有清凉感的香草味。
效用 因为利尿、促进血液循环、发汗，而有排汗效果，也能提升注意力和记忆力。

【洋甘菊】

香味的特征 有着如干草般令人怀念的香气。
效用 对于发炎和过敏有效，能缓和皮肤发炎。

【罗马洋甘菊】

香味的特征 苹果般的甜香。
效用 能缓解如耳痛、牙齿痛等幼儿的各种不适症状。也能缓解成人的痛经及紧张。

【快乐鼠尾草】

香味的特征 有着如香甜柠檬茶般的香气。
效用 舒缓紧张，也有助于调整激素、改善更年期综合征。

【葡萄柚】

香味的特征 带有苦味的柑橘系新鲜香气。
效用 镇定情绪，有安抚和提振身心的功效。

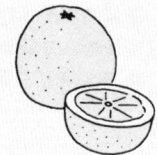

【丝柏】

香味的特征 桧木般沉稳的香气。
效用 集中注意力，舒缓焦虑。

【檀香】

香味的特征 甜香。
效用 稳定情绪，对泌尿器官的发炎及紧致皮肤也有效。

【茉莉】

香味的特征 带有异国情调的浓厚甜香。
效用 消除不安及心绪紊乱，也能舒缓产后抑郁。

【甜马郁兰】

香味的特征 温暖及带有一丝甜味的香草系香味。
效用 舒缓孤独及悲伤的情绪，也能缓解肌肉痛及痛经。

【橙花】

香味的特征 带着一点苦味的柳橙花香味。
效用 让震惊的情绪得以舒缓，也有抗老化的效果。

【广藿香】

香味的特征 如墨水般的烟熏香。
效用 让心情平静，镇定不安的情绪。

【黑胡椒】

香味的特征 呛辣的胡椒香。
效用 改善体寒、肩膀僵硬、肌肉痛，以及提升消化功能。

【乳香】

香味的特征 如柠檬般清新沉稳的香气。
效用 排毒、抗菌，改善呼吸器官，对皮肤的抗老化也有帮助。

【岩兰草】

(香味的特征) 让人想到泥土香气的烟熏香。
(效用) 安定慌乱的情绪，也有助保养肌肤及缓解肌肉疼痛。

【佛手柑】

(香味的特征) 伯爵茶般的香气，来源于平衡的柑橘系香味。
(效用) 缓解食欲不振、失眠等由于不安所引起的抑郁症状。

【安息香】

(香味的特征) 如同香草般的甜香。
(效用) 稳定呼吸，安定情绪。

【没药】

(香味的特征) 清凉沉稳的香气。
(效用) 古埃及用于木乃伊的杀菌，能镇定心神，提升灵性。

【香蜂草】

(香味的特征) 带有甜味，如柠檬般的香气。
(效用) 又名柠檬香蜂草，能平复沮丧的心情，也能缓解过敏症状。

【柠檬香茅】

(香味的特征) 混合了柠檬香及草香的香气。
(效用) 有镇痛的功效，也能让心情好起来，变得积极。

【玫瑰原精】

(香味的特征) 深浓丰富的玫瑰香。
(效用) 心神不定时能带来安定的力量。

严选 顺势疗法一览表

顺势疗法是利用各种植物、矿物、动物等所含的能量。

【乌头】
药的来源 乌头花。
对应症状 感冒初期症状，突然受到惊吓的状态及不安、恐惧。

【蜂蜜】
药的来源 蜜蜂。
对应症状 虫咬后的刺痛感、心神不定的不安感。

【砷】
药的来源 砷。
对应症状 食物中毒、腹泻、呕吐等消化道的症状，以及担心和不安。

【山金车】
药的来源 山金车（植物）。
对应症状 因为受伤或心理创伤造成的惊吓，以及术后恢复。

【吕宋果】
药的来源 吕宋果（植物）。
对应症状 深沉的悲伤，任何人都无法分担的悲恸。

【吐根】
药的来源 吐根（植物）。
对应症状 久咳不愈、恶心、呕吐、孕吐。

【荨麻】
药的来源 欧荨麻（植物）。
对应症状 荨麻疹。

【洋甘菊】
药的来源 洋甘菊。
对应症状 哭闹幼儿的各种症状，疼痛引起的怒气。

【葫藤蔓】
药的来源 葫藤蔓（植物）。
对应症状 传染病或感冒，因紧张或恐惧造成的麻痹、发抖。

【硫磺】
药的来源 硫磺。
对应症状 皮肤的问题。

【乌贼墨】
药的来源 乌贼的墨汁。
对应症状 痛经、更年期障碍等与女性生殖器官有关的问题。

【马钱子】
药的来源 马钱子（植物）。
对应症状 消化不良、胃胀气、宿醉、恶心。

【钠】
药的来源 氯化钠。
对应症状 疱疹、慢性疲劳。

【金丝桃】
药的来源 金丝桃（植物）。
对应症状 指尖、指甲等末梢受伤、疼痛、神经损伤。

【泻根】

药的来源 泻根（植物）。
对应症状 慢慢加剧的发热症状、干咳及口渴。

【风信子】

药的来源 风信子（植物）。
对应症状 常见于女性和孩子的容易哭泣、别扭执拗。

【硫化钙】

药的来源 硫化钙。
对应症状 有疼痛症状的传染病、瘤、脓疡。

【颠茄】

药的来源 颠茄（植物）。
对应症状 突如其来的严重发炎、高烧、剧烈头痛。

【野葛】

药的来源 野葛（植物）。
对应症状 扭伤、关节炎、坐骨神经痛、肌肉痛、风湿病、在寒冷和湿气下恶化的症状、带状疱疹。

【芸香】

药的来源 芸香（植物）。
对应症状 脚踝扭伤、肌肉疼痛、小腿等瘀血、眼睛疲劳。

全38种 花精一览表

花精共有38种，请配合自己想疗愈的情绪选择处方。

【龙芽草】
对应症状 勉强自己，只是外表看起来很开心而已。

【白杨】
对应症状 感到莫名的不安。

【山毛榉】
对应症状 忍不住挑剔和批评他人的缺点。

【矢车菊】
对应症状 失去自主性，对他人的话百依百顺。

【紫金莲】
对应症状 对自己没有信心，导致依赖他人。

【樱桃李】
对应症状 受激烈的情绪所支配，以至于对自己和他人造成伤害。

【栗树芽苞】
对应症状 无法从失败中学习，不断重复同样的错误。

【菊苣】
对应症状 想用自以为的关爱去控制他人。

【铁线莲】
对应症状 无法面对现实，只想逃避。

【野生酸苹果】
对应症状 太在意一些细琐的小事。

【榆树】
对应症状 即使想做什么事也提不起劲，觉得空虚。

【龙胆草】
对应症状 就算事情顺利也会疑神疑鬼。

【荆豆】
对应症状 还没开始行动就觉得事情一定无法顺利进行。

【石楠】
对应症状 无法体会他人的感受，做出的行动都是以自我为中心。

【冬青】
对应症状 总是焦躁不安。

【忍冬】
对应症状 无法面对现实，一直通过回忆来逃避。

【角树】
对应症状 不论做什么事都不快乐，感觉到沉重的压力。

【凤仙花】
对应症状 觉得配合别人很麻烦，不喜欢被干涉。

【落叶松】
对应症状 没有信心面对新挑战。

【沟酸浆】
对应症状 总觉得不安,忧心不已。

【芥末】
对应症状 突然感到抑郁,对人生失去希望。

【橡树】
对应症状 为强迫观念所困,以至于太过努力。

【橄榄】
对应症状 不论做什么事都只觉得疲惫,不觉得开心。

【松树】
对应症状 不论什么事都觉得是自己的问题。

【红栗花】
对应症状 太过于保护对自己而言重要的人。

【岩玫瑰】
对应症状 因为预料之外的事而受惊吓。

【岩水】
对应症状 严以律己,觉得事情一定要怎么样才行。

【线球草】
对应症状 优柔寡断。

【圣星百合】
对应症状 无法承受悲伤与痛苦。

【甜栗花】
对应症状 面临深沉的绝望。

【马鞭草】
对应症状 装模作样,想让自己看起来很好。

【葡萄藤】
对应症状 硬要别人接受自己的想法。

【胡桃】
对应症状 无法接受现状。

【水堇】
对应症状 太过孤僻。

【白栗花】
对应症状 想法负面,因而烦恼。

【野燕麦】
对应症状 多方尝试,但总得不到成就感。

【野玫瑰】
对应症状 丧失气力,感到无力。

【杨柳】
对应症状 嫉妒他人。

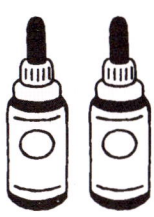

对症索引

可从症状、身体状态、目的等查询。

【生理状态】

脚底湿闷　28
过敏　30 62 96
抗老　54 60 74 88 89
呼吸困难　65
肠胃不适　24 26 39 48 72 83 93 98 102 106 149
打呼　158
缺少运动　126 128 129
营养不良　70 71 78
放屁　104
感冒初期症状　44 46 66
肩膀僵硬　38 42 44 126 130 133 134 144 158
偏食　70 71 72 74 78 80 82 83 96
头发干躁　56
眼睛疲劳　38 105 132 134 144 153
关节痛　87
干性皮肤　6 154
防癌　83
察觉身体状态　108 120 122 178
肌肉疲劳　58
脖子僵硬　38
打嗝　104
腹泻　62

口臭　114 116
小脸　98
骨质疏松症　10 58
牙周病　116
四肢麻痹　87
黑斑　60 156
食欲不振　16 106
自主神经功能紊乱　2 18 102 112 160 180
视力变差　105 132 134 153
皱纹　60 86
心肌梗死　88 89 90
头痛　44 52 84 144
痛经　92 136 138 140 148
生理期问题　2 24 32 39 48 52 56 118 137
背部僵硬　126 130 134 148
减肥　2 4 8 26 46 72 76 79 80 96 98 100 102 108 118 152
健康管理　114 116 118 120 122 124 174 184
皮肤松弛　86 150
排毒　4 8 12 26 28 30 42 52 93 108 128 129
心悸　65
限制碳水化合物的摄取　8 79 80 96

100

动脉硬化　88　89　90　94

皮肤粗糙　6　10　30　60　76　108

有气无力　168　169

体寒　2　4　12　24　26　28　30　32　34　36　38　39　40　42　46　48　52　79　87　93　128　129　142　148　178

美肌　2　4　12　38　42　54　60　72　74　80　82　86　98　150　154　156

敏感性皮肤　6　30　137　154

贫血　56　74　76

妇科病　24　32　52　118　140　142

宿醉　26　64

不孕　118

失眠　4　20　39　64　112　157　158　160

便秘　62　80　82　83　94　108　149

胀气　104　106　149

慢性疲劳　4　8　10　20　34　42　54　56　65　74　76　106　134　158　184

水肿　2　4　12　28　42　126　129　142　150

晕眩　52

免疫力差　2　12　26　36　62　74　174　180

身体歪斜　28　134　178

腰痛　32　39　42　44　134　146　148　158

【心理状态】

心浮气躁　8　10　14　58　166　170　171　184

抑郁　18　64　76　112　126　160　184

转换心情　40　112　126　132　133　146　152　169　170　171　172　173　176　180　182

紧张　18　66　68

精神不振　16

心理习惯　164　166　174　178

注意力不集中　8　14　102　104　132　160　180

情绪不稳定　58　64　118　172

感受到压力　16　18　20　54　68　124　152　160　166　170　171　172　173　176　180　182　184

恐慌　66　68　160

不安　18　66　68　160

缺乏冲劲　168　169

焦躁慌乱　14　160　168

放松　4　34　39　40　93　124　132　133　172　176　180　182　184

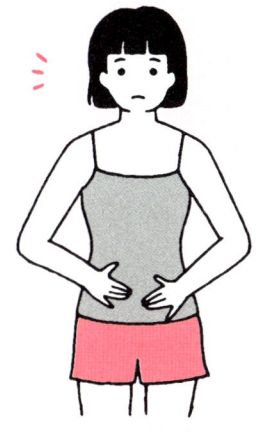